JN271810

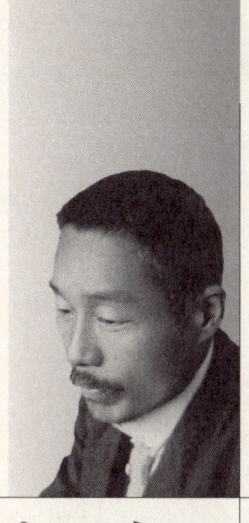

言葉で理解する森田療法

まったく新しい森田療法のかたち

中山和彦

白揚社

目　次

序章　森田正馬先生への手紙　9

第1章　本題に入る前に──大事なこと　13

第1節　はっきり言っておくことがある　13

第2節　森田療法の謎　14

第3節　不安と向き合う　17

第2章　不安と出会う　25

不安と出会う（解説　不安の種火）　25
成長する不安（解説　心気のはじまり──母親との関わり）　26
自立する不安（解説　強迫は不安を病的に加工する）　28
心気という不安（解説　自己との対話──自己とはまず身体である）　29
死ぬ不安（解説　不安の完成）　31
不安のない不安（解説　大人の不安）　32

第3章　できれば簡単に森田療法を知りたい　35

第1節　森田療法の誕生日　35

第2節　とにかく森田療法のあらましを知りたい　36

初期の理解　37

①不安症状をどうとらえるか／②生の欲望と死の恐怖／③症状固着の背景にあるもの／④神経質性格の特徴／⑤自然な意欲の発動／⑥治療形態と課程

実践後の理解　39

①森田療法が目指す回復とは／②森田療法の実践／③恐怖突入、不安突入とは、どうすることだろう／④不快な感情も自然の流れである／⑥もう一度「思想の矛盾」の打破の意味を噛みしめる／⑦自分は特別ではないと知る／⑧自然に任せる／⑨なりきる

第4章　森田療法を生み出した地域文化的事情　45

第1節　森田家の家系図　46

正馬の略歴と家系図からわかること　46

動物の名前と犬神信仰　50

第2節　不安の源にあったもの　50

金剛寺の地獄絵　50

犬神憑きといざなぎ流　51

迷信・邪教を排除するための犬神憑き調査研究　53

第5章　あの時代に不安の対処法が必要だった理由　55

第1節　祈祷性精神症（病）の研究から森田療法へ　56

森田療法を世に送り出す前に必要だったこと　56

①第Ⅰ期──神経質の形成と決別／②第Ⅱ期──催眠療法に熱中し、醒めていく10年

催眠術療法を越える神経質療法はあるのか　61

催眠術療法の有用性と限界　63

森田療法が覚醒する　64

①第Ⅲ期──森田療法を送り出す前の覚悟／②第Ⅳ期──森田療

法の完成以降
　森田療法の成立に先立つ「祈祷性精神症(病)」研究の意義　*66*
　　①催眠療法の限界・放棄が意味するもの／②成立過程自体が森田理論――「破邪顕正」
　「迷信・邪教の打破」へ向けたエネルギーに秘めたもの　*68*
　森田療法の発祥地が慈恵医大であったことの意義　*68*
　高木兼寛の教育精神と森田療法の心　*70*
　　①愛国精神――良いものを取り悪いものを捨て劣らない国を目指す／②紳士道――内なるものだけではなく外観も大事／③医学は実学である――認識することでは足らない。救う臨床が大事

第2節　ドイツ医学とイギリス医学の対立が生んだ森田療法　*72*
　多文化流入のなかのドイツ医学の意義　*72*
　明治維新前後の混乱が意味するもの　*74*
　明治政府の選んだドイツ医学　*75*
　ドイツ医学とイギリス医学の立場　*76*
　高木兼寛と森林太郎の脚気論争　*78*
　　①実学と学理の対立／②森林太郎と脚気／③森田正馬と脚気
　高木兼寛と森田正馬――「医学は実学である」　*81*
　森田療法とフロイトの精神分析法　*84*
　　①もうひとつの論争――森田・丸井論争／②森田のフロイト批判の実態
　森田療法をイギリス医学とドイツ医学の観点から考える　*85*
　　①なぜその時代に生まれたのか／②建築におけるドイツとイギリス――慈恵医大の建築物
　振り子のように　*89*

第6章　森田療法を支えた人々　*91*

第1節　森田理論から森田療法へ――中村古峡の果たした役割　*92*
　森田に出会うまで　*92*

森田正馬との出会い──変態心理主幹、民間療法家として活躍　*96*
　　森田療法はどのように発表されたか　*97*
　　変態心理学研究所の開設　*98*
　　中村古峡療養所の開設とその後の活動　*99*
　　森田に出会うまでの活動　*103*
　　出会いの意義　*104*

第2節　森田療法の成立──井上円了の果たした役割　*105*

　　神経質性格の形成（第Ⅰ期その1）　*106*
　　神経質性格との決別に必要だったこと（第Ⅰ期その2）　*108*
　　　①心理療法と生理療法／②自療法と他療法／③信仰法と観察法／
　　　④自観法と他観法
　　催眠療法に熱中し、醒めていく10年間の意義（第Ⅱ期）　*112*
　　　①人道主義の社会精神医学の誕生──井上円了の果たした役割
　　森田療法を世に出す前の覚悟──催眠療法の限界・放棄（第Ⅲ期）　*114*
　　　①「変態心理」に見る森田療法成立への道／②円了の全国巡講に
　　　みる森田療法の源流
　　催眠療法との決別と、森田理論・森田療法の完成（第Ⅳ期）　*116*
　　「迷信・邪教の打破」への凄まじいエネルギーが意味するもの　*117*
　　　①明治という時代と「神話解放運動」／②催眠療法の限界とその放棄

第3節　迷信・邪教の撲滅──杉村楚人冠から福来友吉まで　*121*

　　古峡と円了との出会い　*122*
　　杉村楚人冠と中村古峡──「新仏教」から「変態心理」へ　*122*
　　福来友吉の超心理学と大本教　*125*

第4節　森田療法と禅──宇佐玄雄　*127*

　　玄雄の前住職、宇佐玄拙と井上円了の出会い　*129*
　　宇佐玄雄の生涯　*129*
　　東の中村古峡療養所、西の三聖病院　*133*
　　森田療法と禅　*133*
　　宇佐玄雄の言葉の魅力　*134*

目次

第5節　森田正馬の影武者——佐藤政治　*135*

　森田正馬に出会うまで　*135*
　政治もまた自宅を開放して森田療法を実践　*136*
　森田との別れとその後　*137*
　死後の展開　*139*
　二人の弟子が放つ底力——「母なる佐藤政治と父なる宇佐玄雄」　*139*

第6節　藤村トヨと女性の不安　*141*

　藤村トヨとはどんな人だったのか　*141*
　女性の不安と森田療法　*142*
　女性に見られる不安——その症例と解説　*144*
　　①思春期の不安（解説　浮いていない自分でいたい）／②働く女性の不安（解説　キャリアを磨くために生じる不安）／③出産・育児をめぐる不安（解説　育児、家事、仕事を完璧にこなしたいという強迫感）／④身体化しやすい女性の不安（解説　ヒステリー機制と身体化）／⑤月経関連症候群にみられる不安（解説　女性であることの不安）／⑥高齢者の不安と抑うつ（解説　青年心性を保つ高齢者の不安）
　女性性への葛藤と森田療法の適用範囲　*149*
　　①女性であることを楽しめない／②森田療法を取り入れられるタイプ

第7章　森田療法が否定し、肯定した文化があった　*151*

第1節　中原中也の世界　*152*

　中也が生きた30年　*152*
　森田療法を受けるまでのいきさつ　*153*
　中也の受けた森田療法　*154*
　千葉寺雑記と療養日記　*156*
　　①千葉寺雑記／②療養日誌

森田療法後の詩の変化　*157*

第2節　高橋新吉の世界　*160*

　　座敷牢が語る新吉の軌跡　*162*

第3節　中也と新吉の病跡的接近　*164*

　　中也と新吉の詩が共鳴する　*164*
　　ダダイストからの決別——その後に待っていたもの　*165*
　　「森田療法と禅」が二分した二人の運命　*167*
　　中也とキリスト教　*169*
　　森田療法と宗教　*171*

第4節　ダダと森田療法　*173*

　　ダダとはなにか　*173*
　　ダダと神話解放運動　*174*
　　ダダとの決別　*175*

第5節　中也と新吉の詩が向かうところ　*175*

　　新吉と中也の出会いと別れ　*177*

第6節　森田療法と禅　*178*

　　禅について　*179*
　　　①非言語的な理解の重視／②直指人心と見性成仏／③永平寺における日課／④黙照禅と看話禅／⑤公案
　　森田療法と禅の比較　*181*
　　　①森田療法と禅の基本的骨子／②森田療法と禅の類似性／③神経質者と禅僧（真の求道者）の類似性／④森田療法と禅の相違点
　　禅との類似点、相違点を踏まえて森田療法をとらえる　*184*
　　　①症状をどう考えるか／②自然にまかせる／③葛藤を生かす／④今になりきる

目　次

第8章　森田療法と薬物療法　　187

第1節　人を取り巻く不安とはどんなものがあるのか　188

第2節　抗不安作用を示す薬剤が急増した　189

　従来の抗不安薬を知る　189
　抗うつ薬が示す抗不安作用とは　191
　非定型抗精神病薬も時には有効である　195

第3節　不安をレーダー式に解体する　195

第4節　抗不安作用を不安のベクトルに合わせる　198

第5節　不安の軸を生かした治療法　200

第6節　複雑悲嘆反応やPTSDの治療へ　201

第9章　自然を相手に言葉にできるか。あえて言葉にして理解する森田療法　　203

　まずこう考える　203
　「任せる」気持ち　204
　森田療法の山門「臥褥」　205
　不自由であること　206
　症状にこだわるのは当然　206
　「正々堂々と闘う」覚悟　207
　「誤解される」不安が、「礼」を欠く　208
　臥褥があけた　209
　森田療法の骨格　209
　日本の神経症者　210

終章　森田正馬先生からの手紙　　　　　　　　　　　　213

　　日常体験のあとに、紅葉した森田的な言葉を味わう　213
　　徹底的な自然科学的世界観で生きる　214
　　森田療法がめざす自己治癒──治療が終わるとき　214
　　森田正馬先生からの手紙　216

　あとがき　218
　参考文献　220
　出典一覧　223

序章

森田正馬先生への手紙

　私がまだ駆け出しだったころ、「森田療法」という名前を変えたほうがよいのではないかという論議がありました。「生きがい療法」や「自覚療法」などの候補が挙げられました。私はきちんと反対しました。名前を変えてはいけないからです。

　森田療法は仏教やキリスト教のような宗教ではありません。治療法です。しかし、森田正馬先生が与えてくれた「そのままでいいんだ」という慈愛に満ちた言葉は、不完全であることを悩む神経症者にとっては、まさに「福音」でした。

　あくまで治療法ですから、宗教と違って「主」はいません。治療はとても厳しいものです。「恐怖突入」なんて死ぬくらいの覚悟がないとできません。そのなかで「福音」である森田正馬先生の言葉、「治さなくていいんだ」というご指導が、その勇気を出させるのです。だから絶対に森田の名前を消してはいけないのです。

　そのいただいた勇気から、「恐怖突入」に失敗しても何度でも「一からやり直せばいい」という森田先生の言葉が聞こえてきました。最近「不識（ふしき）」という言葉を知りました。梁（中国）の武帝と達磨大師の間で取り交わされた問答のなかで達磨大師が答えられた言葉だそうです。

　不識は、ただ「知らない」という意味ではありません。この意味はわかりにくいのですが、「人や人の心は、頭で考えたり、学ぶことで得た知識

などで推し測れるものではない」。これは「知らない」と言って「わかっている」心情を意味しているようです。まず「偏った見方、考え方を捨てることが大事」である、身も心も自然にあずけること、そこには何もないが、真実がある、「ありのままの命のあらわれ」があるということです。森田先生がよく使われた「即」に通じることですね。

　これぞ森田療法の真骨頂ではないかと思います。このような考え方は仏教、キリスト教など多くの宗教に共通した教えでもありますが、むしろ宗教を超えた、人間学としてとらえるべきではないかと考えます。森田療法も結局そこへたどり着いたのだと思っています。

「一からやり直す」、それは結果として、得た財産や地位など、とりたてて意味はない、失ったらまた一からやり直せば済む程度のことだと。このあたりに森田療法の「不問不答」につながるところがあるように思います。こだわるようなことはなく、たいして意味もないと森田先生の暖かい「一笑」を感じます。「不問不答」には、はっと我に帰る瞬間があるのです。

　私は信徒ではありませんが、聖書のなかで次のような文章と出会いました。

疲れた者、
重荷を負うものは
誰でもわたしのもとに来なさい
休ませてあげよう。

『マタイによる福音書』11章28節

　誤解なさらないでください。森田療法は治療法です。でも、この聖書の福音書は神経症者に勇気を与えます。森田先生の言葉と重なるのです。

　森田正馬先生、申し遅れました。私は中山和彦と申します。森田先生とは昭和48年、19歳のときに高良興生院で先生のご著書を通してお会いし

ました。それ以来、森田先生は常に私のそばにいてくださいました。今回このような形でお手紙をさしあげるのには理由があります。このたび森田療法の本を書かせていただくことになり、その発刊の許可を頂戴するためでございます。

　森田療法と出会う前と出会った後で、私の生き方は大きく変わりました。思春期の私は「不安と緊張」の真っただ中にいました。森田療法に出会ってその「不安の本態」が見えてきました。「不安の本態」が「死の恐怖と孤独の恐怖」であることに気づいたのです。

　本書は「言葉で理解する森田療法」という名前にしました。「まっすぐ・届く・森田療法」という題名とで迷いました。森田療法の本質はその理論にあるのではなく、行動して体得するものだということは重々承知しています。にもかかわらず、あえて「言葉で理解する」としました。

　森田先生はあらゆることを記録し、たくさんの言葉を残されています。「言葉で理解する」と題したのは、森田療法を、たくさんの言葉が紅葉して到達する体得の世界として感じるからです。私は森田療法の軌跡をたどるために、森田先生の生涯を生まれ故郷の富家村から追跡しました。それが私にとって最も森田療法を理解する近道と考えたからです。本当に近道だったかどうかはわかりませんが、新しい形で森田療法を理解することはできたと思っています。ですから、ぜひ本にしたかったのです。この想いをご理解いただき、ここに発刊の許可をいただきたく存じます。

　森田先生に出会ってから40年以上の歳月がたちました。森田療法の伝統を胸に、私は平成16年、6代目の東京慈恵会医科大学精神医学講座の主任教授を拝命し、その役割をそろそろ終えようとしています。

　次の写真は、森田先生が森田療法の完成と学位論文が受理されたとき、お母様にその報告をされたはがきを僭越ながら拝借しました。私事ではありますが、私も本書の完成を母に報告したく存じます。私が母に報告したいのは、本の完成だけではなく、「死の恐怖と孤独の恐怖」からの解放に

近づいていることです。それは母もまたさまざまな不安に悩まされてきたからです。この報告を私の最後の孝行と思っています。

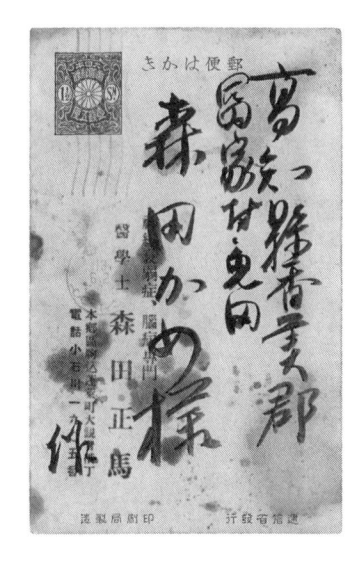

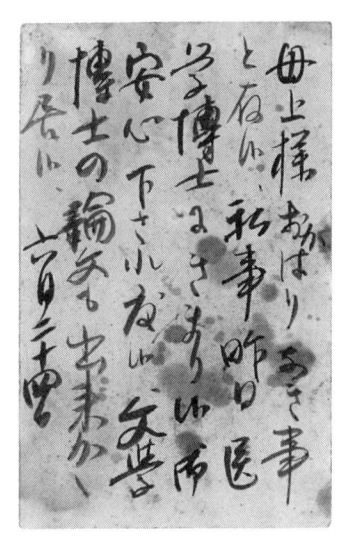

正馬から母へのはがき（大正13年6月24日の消印）。「母上様　おかはりなき事と存候。私事昨日医学博士にきまり候。ご安心下され度候。文学博士の論文も出来かかり居候。六月二十四日」と読める。

やっと森田正馬先生と森田療法が自分のなかで生きている実感がしています。ですから、これからは今までにも増して、自信をもって多くの神経症者に福音を与えていけるよう努力する所存です。

第1章

本題に入る前に——大事なこと

第1節　はっきり言っておくことがある

「はっきり言っておくこと」がある。一般に良い書物というと、まずは多くの情報や資料が盛り込まれていることが条件だ。最近は簡単に情報を得られる時代である。それを反映してか、意外性に富みかつ大量の情報に基づいて構成された、なかなか手ごわい本によく出会う。実に役に立つ。

　筆者も森田療法に関する情報を長期にわたり強迫的に収集してきた。無責任のようであるが、あえて言いたい。そのような情報収集は読者にお任せしたいと。そうは言いながら筆者の多少強迫的な森田研究の一部を、本書のなかほどから後半に載録している。そこは読みとばしても結構である。伝えたいのは、あくまでさまざまな情報や他者の研究資料に基づかない、森田正馬が到達した「森田療法」そのものなのである。

　本書の題名は「言葉で理解する森田療法」としたが、これには大きな意味がある。森田療法は言葉や理論で理解するものではなく、体験して悟るものである（論語読みの論語知らず）。行き着くところは体得であった。だから、森田療法の言葉による説明には限界がある。著名な専門家の解説書や教科書でも、大概は「ヒポコンドリー性基調」、「思想の矛盾」、「精神交互作用」、「あるがまま」、「恐怖突入」などを繰り返し説明しているにす

ぎない。

　森田はたくさんの言葉を残している。色紙の数は膨大である。森田は書くことに執念を燃やしていた。なぜメモをしたのか、なぜ日常のすべてを記録し続けたのか。森田には言葉で表し、理論的に説明したいという強迫的な願望があったに違いない。それによって、自分がとらわれた得体の知れない不安から逃れようとしていたのだ。たくさんの言葉で不安を考え、その対処法を考えた。その森田の言葉はついに「紅葉して」、言葉を超えたところにその本質があることがわかったのである。

　このことは森田正馬自身にとっても戸惑いだったかもしれない。呉秀三門下として東京帝国大学を卒業した森田は、明治政府の目標とする帝国日本を築く一翼を担う立場であった。つまり、西欧の科学的な思考を導入し、それまでの立ち遅れた日本にはびこる迷信と邪教を排除する役割を担っていたのである。科学的に説明するとは、すなわち、原因を追求するために、あらゆる物事を「言語化」することだ。だが森田が編み出した森田療法は、最終的には言語化できない世界に到達していた。だから森田は、この矛盾を解決しなければならなかったのである。
　この問題点は森田療法を理解するうえで、とても重要な手がかりとなる。そしてそのためには、森田療法の成り立ちをたどることが不可欠なのである。歴史的な事柄に興味をもたない読者は多いが、森田療法を知るのに必要なことなので、ぜひ我慢して読破してほしい。

第2節　森田療法の謎

　森田療法には、いくつかの謎があると思ってきた。ひとつは、長年親しんできているはずなのに、改めて関連図書を読んだり、講演を聞いたりすると、そうした話がいつも新鮮に感じられることである。二つ目は、症状

の有無は問題ではないことを身につけるための「不問不答」と、その反対に言葉でつづる日記指導の関係だ。

　一つ目の謎解きをする。新鮮に感じるのは、森田療法の目指すものが多面的な「幸福論」に通じるからである。幸福について考えることは、時代によっても変化する永遠のテーマである。
　人間は、幸福とは何か、そのためにどう生きるのかを常に考えるものだが、結論に至ることはない。そもそも正解はないのかもしれない。しかし、常に人はこのテーマで自問自答する。
　森田は、そのなかでもより普遍的な部分を課題にしている。だから何度聞いても、押し寄せる波のごとく、「ああそうだ」と新鮮に感じる。一方、そのときはそう思っても、波は日々の生活のなかで次第に引いていく。そしてまたの機会には、新しい波のごとく、心を洗われるような新鮮な想いとして森田を体験するのである。
　ゆるぎない幸せの条件は、「ここにいて、集中すること」である。それができることが大事な幸福の条件なのである。だから頭で理解するのではなく、体得しかないと繰り返すのだ。

　二つ目の謎解きである。「不問不答」は、症状は問題にしないが、話題にすることはかまわない。森田正馬はメモ魔であった。あの膨大な本人の日記にあらわれている（図1-1）。森田は人間をとことん観察した。それを記録し理論化しようとした。その成果は、森田療法の探究と同時期に行われた、祈祷性精神症の研究に見ることができる。
　森田は「暗示性」と「とらわれ」を発見した。そして、前者は理論的に解明し対処できるが、後者は言葉で説き伏せられないことに気がついた。行動し、それをそのまま日記に記述することで「体得の意味を促進させる」方法を、自ら見出したのである。

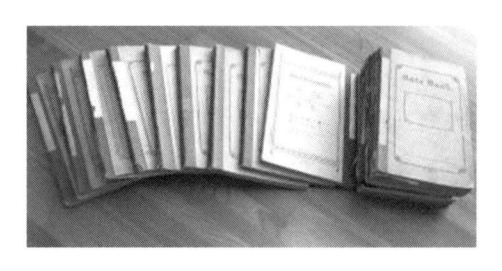

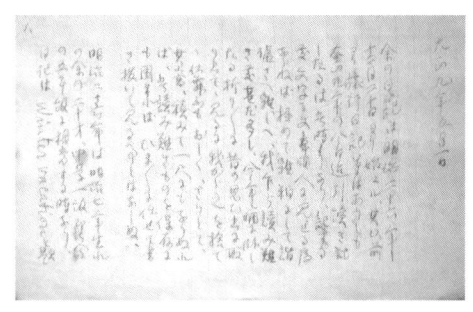

図1-1　森田正馬のメモ魔ぶりは、その膨大な日記にあらわれている

　しかし、あるころから謎は少し変化してきた。森田療法が編み出されたいきさつに心が魅かれるようになったのである。
　まず考えたのは、森田療法が誕生した明治、大正とはどのような時代であったか、あの時代になぜ「不安」をテーマにし、さらには「対処法」が必要だと考えたのだろう、ということであった。やがて、森田療法が実際どのようにして成立、完成したのか、またそれがどうして最初からほぼ完成された形で世に送り出されたのかが、大きな謎となった。
　その謎解きにずいぶん時間をかけてきた。だがそのおかげで、森田療法の成立過程自体が、森田療法の真髄を表していることに気がついた。理論上、言葉だけで森田療法を正しく理解することは不可能である。言葉を通して接近して理解する手段として許されているのは、成立過程をたどることだけだ。

第3節　不安と向き合う

　まだまだ本題にはいかない。まず森田が対象とした「不安」とは何か。それを知りたい。その本態を理解する必要がある。第2章で「得体の知れない不安」が成長とともにどのように形成されていくか、その過程を述べる。だがまずその前に、「不安」の正体を少しでもはっきりとさせるために、不安に向き合っている神経症者の姿を言葉にしてみた。不安に悩まされている人には、わかりやすい。

　不安から
　解放されることはない。
　向き合うしかない。
　できたら少ないほうが楽だ。
　と思った瞬間から、
　不安は増強されるしくみだ。

　不安は
　具合が良くない。
　違和感、不完全感。
　ひとはこころの収まりどころを求める。
　でも不安を収めるところが見当たらない。
　まさに身の置き所がないのだ。

　不安の種火は、
　良質の炭火のごとく、なかなか消えない。
　時々発火する。
　不安は恐怖であったり、パニックであったりする。
　強迫行為にもなる。

頑固な体の症状にもなる。

不安の種火は、
どのように生まれるのか。
いつごろからだろう。
本当に病的な不安があるのだろうか。
あるとすれば、それはどんなものか知りたい。

「不安の正体」を、
見失いそうになる。
職場はうつの起爆剤ばかりではない。
むしろ不安が蔓延しているのだ。
女と男の不安。

女性の不安、
時にその領域を超える勢いをもつ。
摂食障害、解離性障害、人格障害は、「不安の進化版」か。

男性の不安、
ひきこもる、何も言わない、何もしない。
深刻である。

不安は、
恥ずかしいという感情によって惹起される。
死に対する恐れ、
より完全に、安全に生きたいと考える。
それに伴う避けられない思いだ。

第1章　本題に入る前に——大事なこと

不安から逃れるために、
ひとは工夫をする。
それはときに、文化にもなる。

不安は進化するか。
不安は時代を超えた現象だ。
森田療法は1919年に生まれた。
そのころの不安、
今の不安とたいして変わらない。

突出した強い不安。
向き合うためにどうするのだ。
向き合うためには、
不安をまな板の上に置く必要がある。

混乱寸前の、
波高く揺れ動く
感情の上にある、不安。
その料理法、
向き合い方とは何か。

全ては自然が創り上げる。
その舞台には、
制御できない時間が流れている。

その上に
感情の起伏という旋律（音階）が現れる。
この旋律には、

もともとリズムがない。
でも風が吹くとき、
雨が降るとき、
雷が鳴るとき、
それなりのリズムがある。
そのままほっておけば、
リズムが生まれる。

あなたは、待ち切れず、
自分で旋律に都合の良い、
でも不自然なリズムを与えてしまう。

そのリズムで、
感情を押し殺そうとする。
でもそんなことできない。
できないから、
できないことをしようとするから
不安が生まれるのだ。
自然なリズムは、
自然に生まれる。

ロックを
初めて聞いた時。
シャウトばかり目立って、
リズムがないように感じたか。

ロックの
旋律は難解である。

でもリズムはシンプルだ。
ロックは
感情の上にある、
そのままのひとの姿だ。

ロックは、
自然なリズムにのせたソウルフル・ソングだ。
だから共感する。

感情に見合う
自然なリズムは、
せいぜい二拍子か四拍子だ。
それは呼吸に近い。
鼓動に近い。
誰もが体験している
だから誰でもできる。

そのままにしておけばいい。
不安に向き合っていれば
自然にリズムが生まれる。

時間が味方だ。
そのままにしていれば、その先に行ける。
時間がもっていく。

残すはハーモニーだ。
あなたは、協調性には自信があると思っている。
でも決して、ハモッていないよ。

ハーモニーは
ほかのパートの音を聞くことだ。
そのほかのひとの音から、
自分の音が生まれる。
聞くことの難しさは、十分知っている。
でも感情の上の
居心地の悪い、不安
それがほかの音を封じようとする。
不安を
そのままにしておく。
ほかのひとの音が聞こえる、みえる。
この「みえる」、感じが大事。
ほかのひとの音も、
感情という旋律にリズムがついている
だから、たんに聞こえるというより、
その「ひとの（音）こころ」が「みえる」感じだ。

「みえた音」は、
ハーモニーを本物にする。
そのハーモニーは、
倍音さえかもし出す。

自然というのは
それぐらいすごい。
ピラミッドもパルテノン神殿も、
マッターホルンの美しさにはかなわない。

不安と向き合うのは、
（自然に、無意識に）呼吸すること。
（自然に、無意識に、手を振って）歩くこと。
（自然に、無意識に）背伸びをすること、
あくびをすること、
うたたねをすること、
噛んで食事をすること、
夜になったら寝ること、
時々本を読むこと、
たまに掃除をすること、
そう、そんな感じで十分。

不安は
あなたをやっつけたりはしない。
でも勇気が必要。
だから、私はいつも不安だ。

　この詩と併せて、新約聖書の『マタイによる福音書』の一節もあげておく。紀元後70年には、人はすでに同じ不安に悩まされていたのだ。

　　だから、言っておく。自分の命のことで何を食べようか何を飲もうかと、また自分の体のことで何を着ようかと思い悩むな。命は食べ物よりも大切であり、体は衣服よりも大切ではないか。空の鳥をよく見なさい。種も蒔かず、刈り入れもせず、倉に納めもしない。だが、あなたがたの天の父は鳥を養ってくださる。あなたがたは、鳥よりも価値あるものではないか。あなたがたのうちだれが、思い悩んだからといって、寿命をわずかでも延ばすことができようか。なぜ、衣服のことで思い悩むのか。野の花がどの

ように育つのか、注意して見なさい。働きもせず、紡ぎもしない。しかし、言っておく。栄華を極めたソロモンでさえ、この花のひとつほどにも着飾ってはいなかった。今日は生えていて、明日は炉に投げ込まれる野の草でさえ、神はこのように装ってくださる。まして、あなたがたにはなおさらのことではないか、信仰の薄い者たちよ。だから、「何を食べようか」「何を飲もうか」「何を着ようか」と言って、思い悩むな。それはみな、異邦人が切に求めているものだ。あなたがたの天の父は、これらのものがみなあなたがたに必要なことをご存じである。何よりもまず、神の国と神の義を求めなさい。そうすれば、これらのものはみな加えて与えられる。だから、明日のことまで思い悩むな。明日のことは明日自らが思い悩む。その日の苦労は、その日だけで十分である。

　　　　　　　　『マタイによる福音書』6章25-34節

森田療法の真髄をここにも発見することができる。

第2章

不安と出会う

　人は不安をいつから感じるようになるのだろう。不安との出会いは、いろいろな形で現れる。この章では、得体の知れない不安が成長とともにどう形成されてくのかを、筆者の経験をもとにナビゲーションしてみる。これも、森田が探究の対象とした不安の本態を知るために必要なことである。

不安と出会う

　とても豪華な家に父と行ったときの記憶である。その家はシンデレラ城のようだった。金色の縁取りのあるコーヒーカップを見た。生まれて初めてコーヒーを飲んだのはそのときだ。たぶん5歳だった。味は覚えていない。色はコールタールのように黒かった。その場面を夢幻状態のように覚えている。無性に「不安」だった。
　そのときから不安を感じるようになった。幼稚園に通う途中も不安だった。一人でバスに乗ったときは、永遠に家に帰れないと思った。祖母の家から帰るとき、まっすぐ行けば自宅があることはわかっていたのに、なぜか歩いていくうちに違う道に迷い込んでいるように思った。
　父親は寡黙であったが、ハイカラな人でもあった。昭和20年代に、家にはベランダとサンルームがあった。30年代には車もあった。日曜日の朝はいつもパン食であった。バターをぬっていた。トースターもクーラー

も早くからあった。椅子とテーブルがあって洋食を食べた。

あるとき珍しく友達の家に泊まることになった。その家の食事も蒲団も家の人も、何か現実感がなく息苦しかった。不安とともに緊張を感じるようになった。ゆっくり眠れなかった。父親と同じように、しゃべることをしなくなった。

夜が怖い。とくに月末の夜は怖い。みんななかなか寝ない。一人で２階で寝るのは自分には難しい。天井が迫ってくる。柱はピシ、ギシッと生きている。やっと母親が２階にあがってくる。安堵は生温かい。この温もりは何だ。天井や柱はおとなしくなった。

> **解説　不安の種火**
>
> 　５歳から幼稚園時代にかけて、初めて不安という不快で恐怖に近い気分を体験している。そのために神経質な性格が形成された。選択的寡黙症に近い状態に陥っている（寡黙症とは言葉によるコミュニケーションがとれない状態で、ある特定の環境でのみしゃべれなくなってしまう状態を選択的寡黙症という）。不安だけでなく、緊張と不眠というそれまで体験したことのない身体感覚も知ることになった。これはその後の成長にも大きく影響を与えることになった。この段階ですでに全般性不安障害、社会恐怖、広場恐怖の基礎が形成されはじめている。

成長する不安

小学校に入学するとき、初めて皮のような硬いベルトを半ズボンに通した。具合が悪い。何度も締め直してしまう。変な例だが、子供がジャンケンする前に、両手をねじって空にかざして手の隙間を覗く仕草をすることがある。ジャンケンの前ではないが、何か行動をするときには、腰のベルトのあたっている感じがとても気になった。何度も締め直しをした。集中

第2章　不安と出会う

できない。ベルトの穴のまわりの色が変わった。

　姉がいる。ピアノを習っていた。いつも練習についていった。ずーっと聞いていた。母は琴の名手だ。姉のピアノの音色は、母の弾く琴の音色に似ていた。ピアノに心を奪われていた。でも母は、ピアノは女の子のもの、男の子はバイオリンだと決めていた。ある日バイオリンの先生が、子供用のバイオリンを持って家にやってきた。それを見て「ゴキブリのお化け」だと思った。怖くて家中を泣きながら逃げ回った。「そんなにいやなら、しょうがない」と先生は帰っていった。昆虫、動物は苦手だ。家にクモやムカデ、ヤモリがよく出る。夜になると天井裏ではネズミの運動会。犬は好きだったが、姉にだけなつく。犬の遠吠えは悲しい。猫は問題外。

　母は「紙芝居は汚い」と断言する。昔の紙芝居は自虐的なストーリーが多かった。幼い子供の心には刺激的である。汚い引き出しに入っている水あめはもっと魅力的。いや、魅惑的ですらある。割り箸につけてもらった水あめを何度もこねくり回して白くさせる。その白はやがて『王様と私』に出てくる王様の衣装のように琥珀色に輝くのである。それを口に運ぶ罪悪感は快感である。母は、お好み焼きも嫌いである。駄菓子屋の不衛生さゆえである。駄菓子屋のおばあさんの手には、ばい菌がいっぱいついている。その家には結核患者がいる。けずりぼし（鰹節）とソースがからんで鉄板で焼け焦げた、あの怪しげな臭いと味は禁断の食べ物。外で食べることができないなら、家でつくってみよう。何度もつくってみた。絶対に再現できない。

　ある日、母の目を盗んで紙芝居を見て、水あめを舐めた。そのあとお好み焼きを食べた。おなかが痛くなった。死ぬかもしれない。悪いことをした罰であるならしかたがない。でも死にたくない。何度か同じことをした。いつも腹痛になるわけではなかった。でも痛くなりやすい。やっぱり汚いのだ。汚いと病気になる。

解説　心気のはじまり——母親との関わり

　身体の違和感を成長とともに感じるようになっている。不完全恐怖としての不安が染みつきはじめた時期である。森田正馬も述べているように、心気（微妙な身体の変調にこだわる性質）は不安障害の基盤である。この時期、動物恐怖症もはじまっている。ここまでで恐怖性不安障害の基盤ができた。また縁起をかつぐべく強迫儀式が目覚めはじめているのも、この時期である。

　そこには母親の神経質さ、こだわりによる操作が加わっている。母子関係の問題がはじまる。森田の母子関係にも似たものがあったかもしれない。母親が嫌がることはできない。断じてしてはいけないことなのである。しかし心身は勝手に変化する。気持ちがついていかないのだ。身体に意識が集中する。心気傾向は強まる一方である。疾病恐怖と不潔恐怖が成立してきている。

自立する不安

「夜空のトランペット」と「残酷物語」のテーマソングを聞くと、気が重くなる。普通すぎてつまらない日常の連続。時間がたつのが苦しいほど遅い。遠足の前の日は、永久に翌日にならないのではないかと思った。翌週が運動会のときは、あきらめかけた。そんな時間が重く感じたときを思い出させる音楽なのである。

　夏の夜、あぜ道を自転車で通るとカエルの大合唱。これも重い、切ない感触だ。においもある。だるく甘いノロっとした風が身体を包む。カエルの泣き声に混じった虫の鳴き声を聞くと、急におなかが空いた。お母さんのつくる温かい夕飯が恋しい。

　孤独。一人でいる不安。自分の家、家族以外の多文化体験だった。心細い。このままでは大人になれないと思った。そんなとき、父親が突然亡くなった。私が中学2年生のときだ。11月13日だった。13という数字が気

になりだした。

　私の家は小さな海辺の田舎の町にある。白いペンキで塗られた看板があった。電話番号は940番だ。電話が鳴る。従業員や母の声が今でも聞こえる。父は地域で総合診療医として開業していた。往診の依頼である。小さな黒板にチョークで名前を書く。それでことは済んだのだ。父は毎日夕方にスクーターで出かけた。私は父が座る座席の前の部分にちょこんと乗る。海岸のほうに行くときは楽しい。父親は寡黙でほとんどしゃべらない。私ともあんまりしゃべらない。だから父親の声は聞こえてこない。

　とにかく父は急に死んだ。13という数字は恐怖と不安の象徴となった。電話番号の940も「苦しんで死んでゼロになる」とこじつけ、怖い数字となった。結局1、3、4、9、0は使えない。2と5と6と7と8が安心の数字である。

> **解説　強迫は不安を病的に加工する**
> 　父親の急死は、根底からさらに深い不安を惹起してしまった。急性ストレス体験とPTSDといえる。その結果、数字に関する強迫、縁起をかつぐ強迫儀式行為につながった。この時期に強迫性障害の基礎が十分できたようである。これは心配性の枠を越えそうになっている。だが幸いなことに、日常生活に支障をきたすまでには至っていない。

心気という不安

　中学校は他県にあり、寮に入った。自立するのには恰好の環境と思われた。何でも自分で結論を出す。お金も管理する。何よりも一人である。一人で過ごす。「過ごす」ということは生きる、生き延びるということだ。すなわち「死なない」ことである。

　寮生活は厳しい。カトリックの経営である。スペイン人の神父様。マテオ神父様、ルイス神父様、今どうしているでしょう。厳しいはずの日本教

育なんて、手ぬるいものである。自習時間中には一言もしゃべることが許されない。動くことも許されない。得意である。黙っていること、どこにも行かないこと。「ひきこもりのすすめ」だ。ひきこもりは暇だ。鏡で自分の顔を見る。自分の名前を何度も書く。いやな顔、格好の悪い名前だ。

　いつも空腹だ。明星即席ラーメンと寮の隣にある通称「ボロ店」だけがこの空腹を満たす手段だった。幼稚園のころの紙芝居屋、お好み焼きの体験の延長にある。今は自由だ。いくらでも食べられる。母親の目はない。でもボロ店は汚い。買い食いすると必ず腹痛、下痢だ。それもすぐではなく、翌日の授業中。とくに神父様の道徳の時間と英語の時間に集中する。緊張、不安と、腹痛、下痢はセットだ。

　寮が火事になった。1年生が消灯後、ろうそくの火で勉強をしていた。それがカーテンに燃え移って木造の寮は火の海となった。その生徒は大やけどを負った。「ひきこもり」も難しい。やっぱり夜は怖い。暗いと何かが起きる。真っ暗にして寝るのは危険だ。

　友人が腎腫瘍の手術ため大阪に行った。現代では小児の臓器移植で外国に行くが、そんな感じだ。その友人は結局学校を辞めた。少しずつ人が去っていく。減っていく。ゲームのようだ。

解説　自己との対話──自己とはまず身体である

　自己との対話はまず、自分の身体との対面である。最初に容貌が気になりはじめる。醜さについては、心よりも先に容貌に意識がいく。ここが思春期の醜貌恐怖の幕開けとなった。そして身体の不全感、不完全感を知る。身体は完全ではない。原因があれば病気になる。生きるためには、できるだけ病気の原因を排除する必要がある。その単純な思考が回避行動、恐怖性障害を形成していくようである。

　思春期前後の身体の変化は、自覚するだけでもたくさんある。自覚しない身体内部の環境の変化は計り知れない未知の世界、すなわち宇

宙空間なみである。その時期には、実際に病気にもなりやすいかもしれない。まだ大人になりきれないという身体的な脆弱性もあるのだろう。

そのなかで女性はたくましい。思春期の月経周期の確立にはすごみさえある。この生体リズムは、完成すると約40年間、毎月繰り返す能力をもつ。出産で約1年間休止しても、再びリズムは回復する。このシステムにはさまざまな条件が必要であるが、本人はほとんど自覚することなく自然に得ている。これはたんに出産のためだけのものではない。まず女性としての性同一性の獲得に寄与する。さらに心身の疾患予防システムとして、女性としての心身機能を守っているのである。

死ぬ不安

いくつぐらいになると「死」が理解できるのだろう。父は死んだ。祖父母は生きている。寮生は大やけどだ。カトリックから霊魂というものを学んだ。まったく理解できない。

マテオ神父はピストルを持って、南回りでスペインから日本に入国しようとした。インドですべての荷物を盗られた。ピストルだけが残った。真鍮色のピストルを見せてくれた。琥珀色の水あめなど到底及ばない、本物の色だった。人も殺せる凶器であるが、ちっとも怖くない。むしろ安心だ。どっしりとした風格。そういえば幼稚園のころ、国鉄駅の近くにあった交番で、おまわりさんに手錠を見せてもらったことがある。そのときは少し怖かった。でも、ピストルは怖くない。マテオ神父のせいか。でも怖くない事実は衝撃である。

ボロ店のある、寮に隣接したドヤ街は危険だ。ある日、私の部屋の窓ガラスが空気銃で穴をあけられていた。私服刑事が見に来た。見に来ただけだった。あまり怖い体験と思わなかった。恐怖、不安はいい加減な感覚だ。

死ぬことは怖いが、なんとなく生き延びられる感じもする。マテオ神父様がいれば大丈夫？　ピストルが守ってくれる？　そんなことではない自然な感覚。

> **解説　不安の完成**
> 　小学時代に疾病恐怖という不安を得ていたが、中学時代に父親の急死という身近な体験から、死ぬという恐怖、不安はさらに現実な問題としてのしかかってきた。たんなる死の恐怖のみではない。このままでは死ねない、死んでなるものか。生きたいという、森田正馬の主張した、生への強すぎる願望のあらわれであった。ここに至って、「死の恐怖と生への強い願望」という、人間として健康な正常不安の構造ができあがった。

不安のない不安

　寮を出て下宿した。同じ下宿にいた友人が突然いなくなった。退学して地元に戻った。よくわからない。こんなに自由なのに。私は辞めない。やりたいことも楽しいことも見えてきた。連れ戻そうと思ったが、早々に地元の県立高校に編入したらしい。そんな強さがあるのなら、何も辞めなくてもよかったのでは。

　毎日温泉に行った。桐の下駄と竹ひごでつくったかごは温泉のお湯にあたって、あめ色に艶をつけていった。水あめを思い出す。坂道の両脇の溝から湯気があがっている。日記をつけたり、油絵を描いたり、合唱部でミサ曲を練習した。自分文化の開花だ。

　人を好きになる。苦しい。もっと格好良く生まれたかった。スケートに行く。場内には「夜明けのスキャット」がだるく流れている。大人の階段を上っている。

　大学も決まった。東京には姉がいる。上京に心配はない。抜かりもない。

ある日、母と入学式用のブレザーを買いに行った。どれも似合わない。首が変に長く、身体がひょろひょろ、足も短い。やせた農耕馬のようだ。そこに和服を着た母親と身体のがっしりした青年がやってきた。試着している。何を試着してもよく似合う。その母親は誇らしそうであった。それに比べ私の母は気の毒であった。不公平を恨んだが、恥ずかしくもあった。母は私の気持ちを知っていた。「そのうち似合うようになるよ」と当てにならない言葉をかけた。むなしい。

その場を離れ、ドレスシャツの売り場に行った。身体にまとわりつくような、痩せている人しか着られないシャツがあった。栄養失調のような細い腕、胸にフィットした。購入決定。似合わなくもない。これで東京だ。

解説　大人の不安

この時期に思春期が成立するとともに、大人の仲間入りをはじめた。それまでの不安は減弱した。友人の転校にも影響を受けなかった。友人は弱く、自分は勝利者だと感じている。不安の逆は安心ではなく、自信をもつことであると感じている。健康な不安の構造は、健康な不安の防衛機能も併せ持っている。

しかしこの時点では、まだはっきりと大人の不安を体験していない。優越感が支配しているからだ。挫折は牙をむいて未来で待っている。

第3章

できれば簡単に森田療法を知りたい

　できれば簡単に森田療法を知りたい。とくに他意があるわけではない。楽をして知りたいということでもない。要するに、言葉で、ある程度のあたりをつけたいのだ。

　しかし実に失敬な表現である。だがこれはかねてからの願望だ。森田療法の本領をキャッチコピーのように言い当てたいのだ。森田正馬自身もたくさんの色紙のうえで、そのチャレンジをしている。同じことをしてみたい。この衝動は何なのか。こうした衝動を感じるのは、森田療法が、勉強し知識を徐々に積み重ねて到達するものではないからだ。

　だが、まずここでは森田療法の概略を簡単にまとめておくことにしよう。本題を論ずるための離陸として必要だからである。

第1節　森田療法の誕生日

　森田療法とは、1881年（明治14年）5月1日に高木兼寛が創立した東京慈恵会医科大学において精神医学講座の初代教授であった森田正馬が、自らの神経症体験を通して編み出した神経症に対する精神療法である。

　森田療法の誕生日は、その起源をどこに求めるかで変わる。森田療法が初めてはっきりした形で公開されたのは、1922年（大正11年）、恩師で

ある呉秀三教授の在職25年記念文集に、医学博士論文として掲載された「神経質ノ本態及ビ療法」によってである。だが原案にあたるものは、それ以前にもいろんな形で報告されている。森田療法の全貌が明らかにされたのは、日本精神医学会を主催していた中村古峡の依頼で執筆され、1921年（大正10年）に発表された「神経質及神経衰弱症の療法」である。

　森田療法のアイデアができあがったのは、1919年（大正8年）である。根拠になるのは、慈恵医大の母体となった成医会の講演をまとめた「神経質ノ療法」（「成医会雑誌」第542号、12月）がその年に出されていることである。それは長く神経症で悩んでいた巣鴨病院の看護婦長を自宅に同居させ、治癒させ、その後、家庭入院療法を行って得た総括であった。

　以上のように、まず森田療法の骨子、理論が症例を通して先に発表された。本来、森田療法は神経症に対する入院を基本とする精神療法である。その実証として、森田は自らの家で治療を実施し、効果を明らかにしたのである。このあたりの経緯は後で詳しく述べるが、本書の主題でもあるので、ぜひ読破してほしい。

第2節　とにかく森田療法のあらましを知りたい

　次に森田療法について簡単に述べておこう。森田療法の骨子は、神経症者の不安や恐怖心を排除するのではなく受け入れることで、「とらわれ」から脱出する点、さらには、自分のなかにある健康な力、自然治癒や自己治癒力を最大限に生かしていく点にある。しかしこれでは、具体的にどのようなことを言っているのかがわからない。そこで、森田療法に親しんだ段階に応じた理解の仕方にチャレンジしてみる。

初期の理解

　筆者は19歳のときに高良興生院で森田療法の存在を知ったが、その本態はかいもく謎であった。スローテンポで少し教科書を読んでみたが、わかるようでわからなかった。しかしまず教科書的な理解は重要である。その時期に学んだ森田療法のあらましをまとめてみよう。

① 不安症状をどうとらえるか

　神経質な人が、悩み、不安、恐怖などの不快な反応に注意を向けると、不快な反応はますます強まっていく。するとさらに不快な反応に目が奪われるという悪循環が起こってしまう。これを「<u>精神交互作用</u>」という。

　さらに、これらの反応を「こうあってはならない」、「もっと強くならなければならない」という考えによって排除しようと努めれば努めるほど、いっそうそれを強く意識してしまう。観念的な、あり得ない理想状態を求めるので、森田はこれを「<u>思想の矛盾</u>」と呼んだ。森田療法では、神経症の症状はこのような過程を経て固着されると考える。

② 生の欲望と死の恐怖

　恐怖や不安は、より良く生きようとする欲望（生の欲望）と表裏一体のものであり、人間誰もがもっている自然な感情ととらえる。神経症に陥る者は、不安や恐怖を「あってはいけないもの」として敵視し、恐れるあまり排除しようとし、かえってそれにとらわれるという悪循環に陥ってしまう。

③ 症状固着の背景にあるもの

　症状が固着していく背景には、次のようなものがある。
適応不安　症状発生の背後には、その人にとっての、何らかの現実的不安が存在している。

思想の矛盾（神経症に陥る人の世界観）　考えや観念や言葉と、事実とが食い違っていること。神経症になりやすい人は知性優位の人が多いため、考えや理想などに、自分の現実を無理やり当てはめようとする。理想や観念を、現実と取り違えている。

④ **神経質性格の特徴**
　次に示すさまざまな性格特徴が症状を固着させる。
強い欲求　強い不安の裏側には強い欲求が存在する。神経質者は完全欲が強く、負けず嫌いである。
内向性　外界の現実より自分の心身に注意を向ける傾向。悩んでいるときは自己中心的になりがちだが、自己内省もできる。
心配性　繊細で感受性が強く、取り越し苦労をして、消極的になりがち。用心深い。
執着性　ものごとにこだわる。融通がきかない面もあるが、地道に努力もできる。

　森田療法では、性格について価値判断はせず、もって生まれた性格をうまく生かし発達させることを目指す。それが症状の克服につながる（<u>ヒポコンドリー性基調の陶冶</u>）。

⑤ **自然な意欲の発動**
　神経症者には強い「生の欲望」、「向上欲」があるが、強い不安のために阻害されている。だから、もともともっているこの欲望を目覚めさせる必要がある。現実生活のなかで、実際に行動・実践していくことで、自分のなかに眠っていた現実的な欲求を改めて自覚できる。その結果、自発的な活動のなかで自然な興味、意欲が湧いてくる。現実生活に興味が出てくれば、もはや「症状」に逃げる必要がなくなるのだ。

⑥ 治療形態と課程

森田療法の治療では次の課程を 40 日から 3 ヶ月程度行う（原法は 30 日）。

第 1 期（絶対臥褥期） 患者を個室に隔離し、食事、洗面、トイレ以外の活動をさせずに布団で寝ているようにする。
第 2 期（軽作業期） 外界に触れさせ軽作業をさせる。主治医との個人面談と日記指導を行う。
第 3 期（作業期） 睡眠時間以外は、ほとんど何かの活動をしている生活にする。
第 4 期（社会生活準備期） 日常生活に戻れるよう社会生活の準備にあてられる。

　以上が教科書的な森田療法のまとめである。であるから、どこかで読んだような表現になっていることを了承してほしい。
　森田療法初心者だった当時は、いま挙げたなかで次の言葉につまずいた。下線を引いた、精神交互作用、思想の矛盾、ヒポコンドリー性基調の陶冶、の 3 つである。文脈からは理解できても、それだけで見ると意味がわからない言葉だ。これでは当事者が理解するのにあまり適切ではないと思った。このような言葉を使うから、森田療法が輪をかけてわかりにくくなると思った。いま考えてみても、表現としてもあまりスマートではない。森田療法はもっとスマートな精神療法のはずである。

実践後の理解

「森田療法とは？」と聞かれても、長いあいだ初期の理解を超えることができなかった。いつごろからだろうか、少し理解の度合いが増した。そのころから以下のような表現をするようになった。自分では「自分で出会った森田療法を言葉で説明」しているつもりである。森田療法を言葉で理解

するために必要なキーワードとともに説明する。

① 森田療法が目指す回復とは

　森田療法は、「症状」を直接相手にしない。「症状」を取り去ろうとはしない。
「症状」となってしまった違和感は、もとをただせばあたりまえの自然な感覚である。たとえば手に傷を負ったとき、それ相応に腫れる。それは傷を修復し、治癒するための過程である。早く治そうとして必要以上に触っていると、不自然にさらに膨れ上がってしまう。
　森田療法では、不自然に、不必要に腫れ上がったものを、もとの自然な腫れに戻す。結果として、もとの自然な腫れに相当する程度の違和感に戻していくのである。
　森田療法を言語化するための重要なキーワードの1番目は、「自然な腫れに戻す」である。

② 森田療法の実践

「私の神経質に対する精神療法の着眼点は、むしろ感情の上にあって、論理、意識などに重きを置かないものである」と、森田正馬は『神経質の本態と療法』のなかで述べている。この「感情の上にある」というところが重要なポイントである。感情は勝手に動くし、邪念もわいてくる。森田はコントロールできない感情を据え置いて、それはそのままにして自分の自由になる行動に重点を置くのである。
　神経症者の現実生活は、往々にして貧弱なものである。コントロールできないことをコントロールしようとしているからだ。だからそれを避けるために、自分でコントロールできる現実生活に目を向けることが大事になる。すなわち身の回りのことから実践・行動していくことである。これが次に説明する恐怖突入、不安突入の実践につながる。
　キーワードの2番手は「感情の上にある」、そして3番手は「自由にな

る行動」である。

③ 恐怖突入、不安突入とは、どうすることだろう

　恐怖突入、不安突入とは、恐怖や不安の状況のなかに、ただ「行動」して入っていくことではない。その状況のなかに入っていくのは当然であるが、そのときに自分が恐れて避けていた状況ではなく、恐怖感覚・感情を再体験するのが大事な点である。できなかったことができたと思うことではなく、恐怖突入しても自分は無事だったと体感すること、その感じが重要である。

　神経症者は、「恐怖、恥、屈辱感」という感情を振り払おうと奔走する。できない自分、理想的でない自分を、症状を理由に納得しようとする。「恐怖、恥、屈辱感」を感じたくない、あたかもないようにするためのはからいが症状となり、それに逃げ込むことになる。

　森田療法では、恐怖突入することで「症状」が自然な感覚であることを感じ取る。その体験は違和感を伴ったものであるが、あくまでも誰もが平等に体験する自然な感覚であることを知る。だからむしろ、その違和感を避けるのではなく、積極的にその「症状」に服従することで折り合うことを感じ取るのである。

　4番目のキーワードは「自然な感覚を感じ取る」である。

④ 不快な感情も自然の流れである

　どんな違和感も感情も、ずっととどまることはない。そのままにしておけば、空に浮かんだ雲が流れていくように、いつかは消える。

　繰り返し恐怖突入を行うことで、感情があたかも固定しているように思い込み、それを「症状」にしていたのは自分自身だとわかる。そのままにしておいても大丈夫ということを体得するのである。森田はこれを自然服従と呼んだ。自然に導かれる「感じ」が大切である。

　「自然服従」が5番目のキーワードである。

⑤ 誤解されやすい「あるがまま」とはどういう意味だろう

　恐れていた感情も違和感も自然なものなので、そのままにしても大丈夫であるという感覚を知る。自分が不完全であってもさしつかえないし、理想の自分でなくても生きていける。自分が理想としていたことは観念であり、現実はただ「あるがまま」の事実でしかないことを知る。これが森田療法初心者にはわかりにくかった「思想の矛盾」の打破である。

　また森田が好んで色紙に書いた「事実唯真(じじつゆいしん)」とは、事実にしか真実はない、観念ではなく、真実に服従することを意味している。

「さしつかえがない」という表現は、とてもうまく森田療法を表現している6番目のキーワードである。

⑥ もう一度「思想の矛盾」の打破の意味を噛みしめる

　どんな観念も「自然」の前では虚構にすぎない。価値判断に左右されない自然に従うことで「思想の矛盾」に気がついていく。「純な心」へ服従するともいう。7番目のキーワードは「価値判断に左右されない自然」である。

⑦ 自分は特別ではないと知る

　神経症者は、自分は他の普通の人と違っていると思っている。非常に劣っていると考え、自己評価が低い。基本的に身体の違和感が強くあり、その感覚さえなければ、もっとまともになれると考えている。また姿かたちも他の人と違っている感じをもっている。完全な特別感、ある意味では差別感ともいえる。

　しかし、その感覚はやはりただの「自然」の一部でしかない。他の人も同様な感じをもっている、自分の感じている違和感はただの自然現象にすぎないと体感することで「共感」が生まれ、他の人と心から交流できるようになる。そう感じ取ることで平等感を得るのが重要である。

ここでは「平等感」を8番目のキーワードとして挙げる。

⑧ 自然に任せる

あたりまえの感情に違和感を抱き、それを細工してなんとかしようとする。だから自然にさからっていることになる。これが神経症の起因である。自然に任せることだ。背景には、神経質の人の強い万能感、コントロール欲求がある。自分には「自然」を変える力がないと悟ることが大事である。自分の力が及ぶ範囲と及ばない範囲があると学ぶことでもある。すでに述べたように、感情は変えられないが、行動は自分の自由になるということである。

9番目のキーワードは「あたりまえの感情を細工しようとする」である。とくに「細工」という表現が心地よい。また10番目として、「感情は変えられないが、行動は自分の自由になる」も挙げておく。

⑨ なりきる

不安が強いとき、人は「安心」や「安定」を求める。それは前章で見た詩にもあらわれている。

不安は去らないように思えるが、時間は流れるし、現実は固定されたものではない。刻々と移り変わっていくものである。理想的な結果や目標達成は喜びだが、それは自分の意志が及ぶものではない。「今・ここ」に集中する。今に集中する努力が自分の能力を発揮することになる。それは生きている喜び、幸福につながっているのだ。

11番目のキーワードは「集中する」である。

ここでは森田療法の初期の理解と、その後少したってからの理解を言葉にして示した。だが、本番はこれからである。

次の章からは、人によっては興味のない歴史的、文化的な記述が山盛りであるが、最初に述べたように、森田正馬の一生を通して見ていくことで、

森田療法の成り立ち、それに関連する問題点などを検証する。それによって、さらに森田療法を深く理解する一助になればと期待している。

第4章

森田療法を生み出した地域文化的事情

　不安、恐怖は五感で感じられる。しかし、形のない形而上現象でもある。ダダイスト詩人の高橋新吉は、自己の精神病性症状の体験を「形而上学的な経験」と告白した。禅とともに生きた高橋新吉の詩は、形而上的な表現に終始しているが、実は「自然」という究極の形而下にたどり着いている。
　唐突であるがこの高橋新吉は、森田療法を「言葉で理解する」ために重要な人物の一人である。ここで詳細を述べてしまいたい衝動があるが、孤高の詩人、中原中也とともに他章に譲ることにする。楽しみは後に取っておこう。

　とにかく、不安や恐怖の感覚を言葉で表現するのには限界がある。その一方で、湧きあがり持続する不安には、源となるものがあると考えることは、また自然なことである。森田正馬の不安は何だったのか。自身の神経症的体験を通して森田療法を編み出したという、もはや伝説となった説明に納得がいかなかったから、森田の「不安」を追及してきた。これこそ森田療法を理解する第一歩だと考えたのである。
　これから先は歴史的な事柄を軸にして森田療法を見ていくが、そうしたアプローチに興味をもたない方は多いので、できるだけ簡潔に、面白く考察していく。とはいえ、やはり筆者の強迫性は取り除けない。結末にたどり着くのは大変だ。そこで、この章で言いたいことをこっそり先にお教え

したいと思う。

　最初の節では、森田正馬が生育した特殊な地域文化を詳しく紹介している。生まれ育った土佐に十分恐怖体験になり得る地域文化があり、それが森田の神経症性性格の形成に大きく影響を与えているように思われるからだ。

　森田は大学卒業後すぐにその地域文化に関する調査を行い、最終的に「暗示性」と「とらわれ」の構造を見出すことになる。しかし意外にも行き着いた結論は、環境要素や体験が性格形成に与える影響は少ないというものだった。森田は、性格は先天的なものであると確信し、心因反応を生ずるのも先天的な気質が基盤にあると考えたのだ。これは森田療法における一つ目のポイントである。性格は評価しない、ただ自然との同期に生の願望を向けるのみとしたのだ。

　解答を知ってから長い説明を読むのはしんどいものだが、なぜ森田が性格を後天説ではなく先天説としたかの謎解きとなるので、辛抱して読破してほしい。

第1節　森田家の家系図

正馬の略歴と家系図からわかること

　森田正馬は、幼名を光といった。いつから正馬と名乗りはじめたのかは判然とせず、その読みも「しょうま」なのか「まさたけ」なのか決定できない。

　正馬は1874年（明治7年）1月18日、高知県香美郡富家村（現・野市町）兎田に生まれた。図4-1に掲載した詳しい家系図は初公開だと思われるが、調査、確認にあたっては、高知におられる森田敬子さんにご協力いただいた。

第4章　森田療法を生み出した地域文化的事情

　正馬は1902年（明治35年）に東京帝大医学部を卒業し、翌03年2月に助手として府立巣鴨病院に勤務した。この年は正馬にとっていろんなことがあった年だった。8月には土佐の「犬神憑き」の実地調査に出向き、9月には東京慈恵会医院医学専門学校の精神病学講義を呉秀三教授より命じられた。

　ちなみに、東京慈恵会医科大学精神医学講座はこの年をもって創立としている。森田正馬は初代の教授として就任したが、慈恵医大の創立は1881年（明治14年）であり、それまでの間、吉川寿次郎という人物が精神医学の講義をしていた。

　1903年（明治36年）に弟の徳弥を土佐から呼び寄せ、慈恵医大の3年生に編入させている。しかし翌年5月、徳弥は日露戦争で召集され、8月に戦死した（死亡認定は05年1月4日）。正馬にとって弟の死は大きな打撃だったが、当時、根岸国立病院の書生であった佐藤政治と出会い、弟の身代わりのごとく可愛がった。政治は正馬に心底師事し、一番弟子となった。終生公私ともに忠実に正馬に尽くした。

　家系図から筆者にとって新たな発見があった。1930年（昭和5年）9月1日、一人息子の正一郎が肺結核で亡くなった。東京開成中学5年生で、まだ20歳の若さであった。そのため正馬の妹磯路の二男俊喜と三男秀俊を養子にしようとした。しかし、正式には1名しか認められなかったため、学生であった秀俊を養子にし、俊喜を甥として入籍させ、森田姓としたのである。そして、二人とも慈恵医大を卒業している。

　前述の森田敬子さんは、森田俊喜の長男雅範氏の奥様である。また秀俊は、佐藤政治が院長であった沼津脳病院を経由して、精神科医として静岡県三島市で開業した。秀俊の妻の貞子さんは、森田啓子さんのおばにあたる。三島の森田家では、正馬から「正」の字を受け継ぎ、秀俊の息子が正志さん（61才没）、その息子が正哉さんである。現在も三島森田病院は継続している（一部敬称を略しています）。

森田家系図

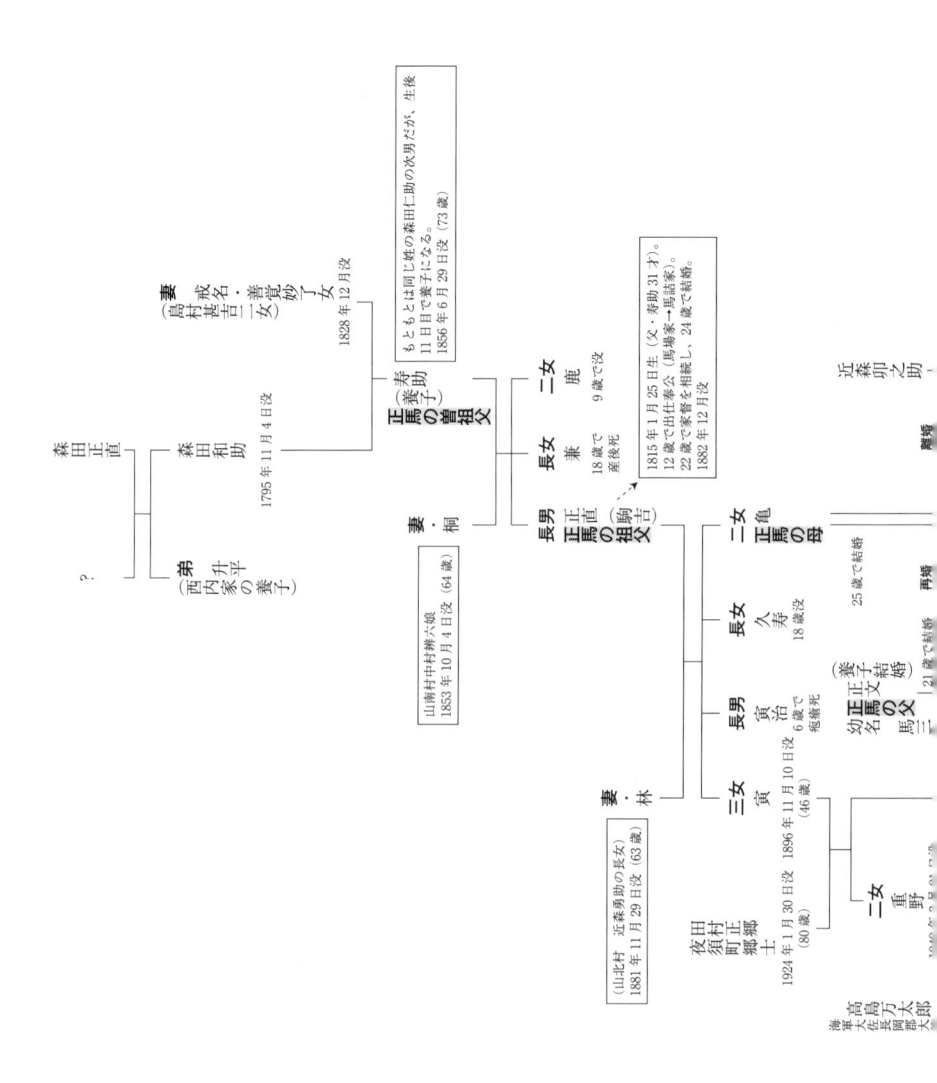

森田正直
弟 升平（西内家の養子）?

森田和助
1795年11月4日没

妻（高村甚吉二女 戒名・善覚妙了女）
1828年12月没

正馬の曽祖父 森子助
もともとは同じ姓の森田仁助の次男だが、生後11日目で養子となる。
1856年6月29日没（73歳）

長女 兼
18歳で産後死

二女 鹿
9歳で没

正馬の祖父 駒吉
1815年1月25日生（父・寿助31才）。12歳で出仕奉公（馬場家→馬詰家）、22歳で家督を相続し、24歳で結婚。
1882年12月没

妻・桐（山南村中村辨六娘）
1853年10月4日没（64歳）

長男 正直 駒吉
長女 久寿 18歳没
長男 寅治 6歳で疱瘡死
三女 寅
1924年1月30日 1896年11月10日没（46歳）
（80歳）

二女 亀 正馬の母
25歳で結婚 再婚

正馬の父 馬文三（養子）結婚
幼名正 21歳で結婚

二女 重野

近森卯之助

妻・林（山北村 近森勇助の長女）
1881年11月29日没（63歳）

夜田須田町正郷郷士

海軍大佐島万長岡太郎

48

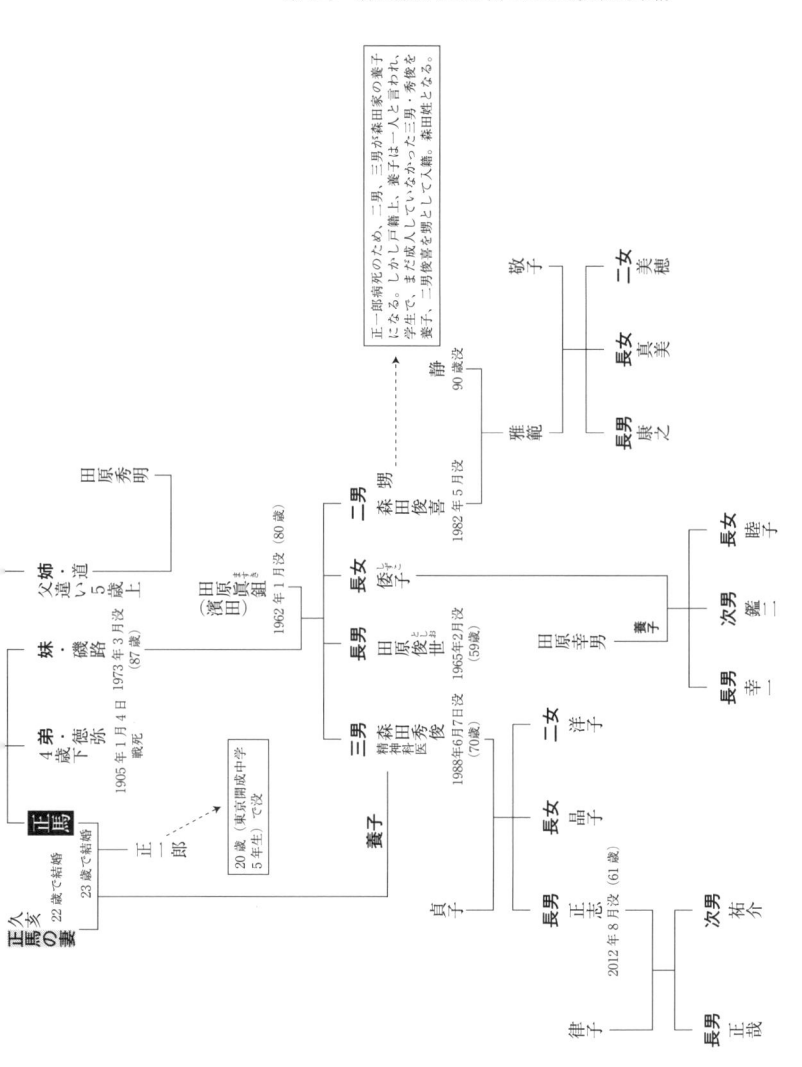

第 4 章　森田療法を生み出した地域文化的事情

図 4-1　森田家の家系図

動物の名前と犬神信仰

あらためて家系図を見てみよう。土佐では、犬神に憑かれないように、名前に動物を意味する字を使うことが多かったという。亀（母）、馬三郎（父の幼名）、寅（叔母）、鹿（大叔母）、そして正馬である。だからどうだということもないが、妻の久亥（亥はイノシシ）の生家、田村家があった夜須村も、正馬の生まれた兎田と同じように犬神信仰があった土地である。

兎田周辺は犬神信仰が強い地域だった。推測だが、森田家はこの土俗信仰に敏感で怯えていたのではないかと思われる。正馬は中学時代に、奇術、奇跡、迷信的なものに惹かれていた。呪詛、卜占、骨相学を学び、自分で易占をやり、筮竹をひねり出したという。まさに先天的能力である。

その後、哲学者の井上円了の本と出会う。正馬はこれを通じて科学的な考え方を知ることになり、邪教や迷信との決別のきっかけになった。のちに上京した後は、中学時代の反動なのか、むきになって「迷信・邪教の打破」を目指し、その実現のために、文学者であり精神医学者でもあった中村古峡と社会運動に参加することになる。まさに正馬の強迫性が顔を覗かせているエピソードである。そして、その源には郷土の犬神憑きという文化があったのである。

第2節　不安の源にあったもの

ここであらためて、森田正馬が故郷の兎田で体験した不安の源を整理しておく。それは地域文化的な観点から3つの問題にまとめられる。

金剛寺の地獄絵

生家のすぐ裏手にある金剛寺（真言宗須磨寺派）には森田家の墓がある

（図4-2）。この金剛寺で起きた地獄絵のエピソードは有名である。昔は、地域によっては閻魔様のお祭りのようなものがあった。寺に保有している地獄絵を一般に公開するのだが、そのときに子供を連れていき、「悪いことをすると地獄に落ちる」と言い聞かせるのである。

　正馬は9歳ごろ、極彩色の地獄絵図を見て死の恐怖を体験した。これが契機になって、神経質性格が形成されたといわれている。それ以後、悪夢にうなされたり、14歳まで夜尿症があったという。しかし、このような体験だけで不安の源になるだろうか。14歳までの夜尿症の原因としていいのだろうか。

犬神憑きといざなぎ流

　土佐の土俗信仰には、すでに述べたように犬神憑きというものがある。地獄絵に比べて身近にあったもので、子供でなくとも十分に不安の源になるかもしれない。犬神憑きについては、多少の説明が必要である。

　犬神は普通の人には見えないが、その姿かたちはネズミやテンに似ているという。「犬神筋」の家は、犬神を満足に祀っている限り栄えるとされる。逆にそれを疎かにすると、勝手に他所の家に災厄をもたらしたり、それどころか祭祀者にまで災いを運んでくるとされる。

　他者に犬神が憑いた場合、その人物はトランス状態になって、異常なことを口走り、四つん這いになって動き回ったりもする。本人の意思ではなく、憑依した犬神によってそのような行動をとるのだという。

　この犬神憑きを落とすには、祈祷師の太夫や僧侶に、家の外から鐘や太鼓を叩いて祈祷してもらう。兎田の北東にある物部村には、「いざなぎ流」という陰陽道の影響を色濃く受け継いだ民族宗教があり、病人治癒のための祈祷をはじめ、託宣、家の神の祭祀、虫祈祷、祈雨、神楽などの祭儀を実践していた（図4-3）。

　呪詛には、邪術と妖術がある。邪術とは、「物質的手段や具体的行為を

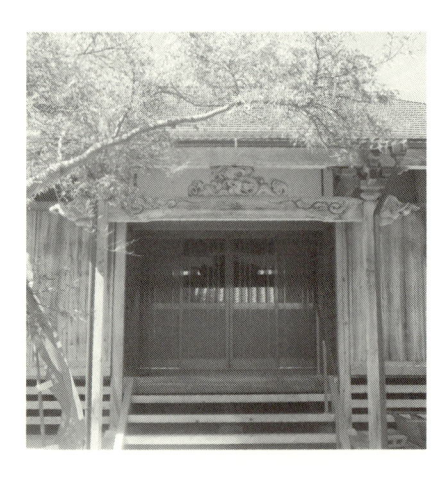

図4-2 森田の生家のすぐ裏手にある菩提寺の金剛寺（野市町兎田の弁財天山麓三宝山隧道入口）

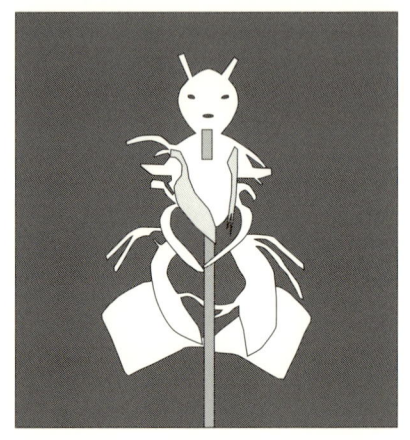

図4-3 いざなぎ流の祭儀においては御幣が重要な役割を果たす。御幣の頭の部位に目、口、角等がつけられて、神霊そのものとして祭祀される。

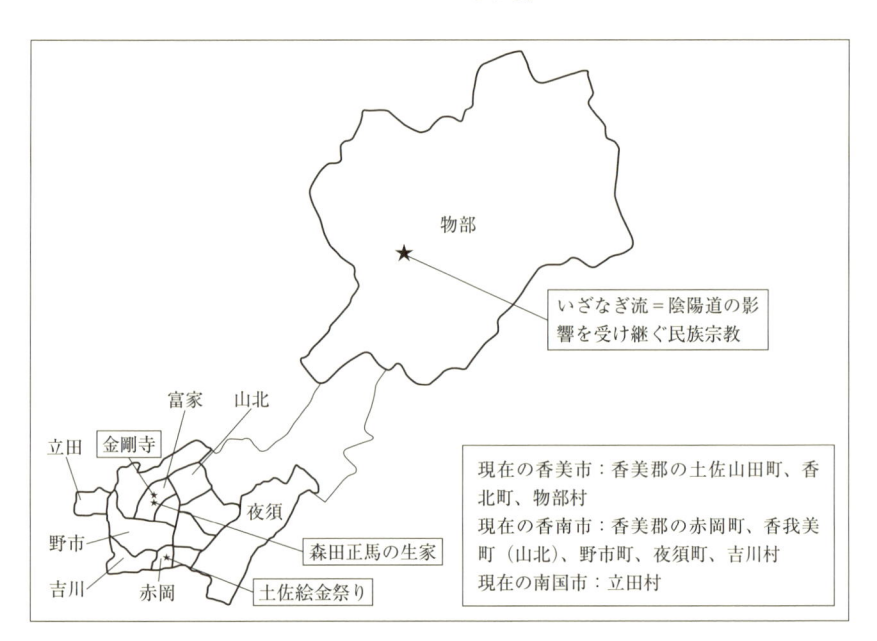

図4-4 富家村兎田と他の村の当時の位置

現在の香美市：香美郡の土佐山田町、香北町、物部村
現在の香南市：香美郡の赤岡町、香我美町（山北）、野市町、夜須町、吉川村
現在の南国市：立田村

通じて神秘的力を発動させ、他者に災厄をもたらす」ものである。妖術とは、「本人の意図とは無関係にでも発動し、災厄をもたらしてしまう神秘的な力、あるいは霊」のことである。いざなぎ流では、邪術は「因縁調伏(いんねんちょうぶく)」、妖術は「生霊憑き(いきりょうつき)」と呼ばれる。そして問題の犬神憑きは、この「因縁調伏」と「生霊憑き」の両者の特徴を併せ持っているのである。

迷信・邪教を排除するための犬神憑き調査研究

1903年（明治36年）8月、呉秀三から土佐の犬神憑きの実地調査の命を受け、正馬は郷土へ戻った。これは森田にとって森田療法を編み出す序曲のようなものであった。

正馬は、金剛寺の窪住職とともに調査を開始した。山北村、立田村の蔵福寺、吉川村、妻の実家のある夜須村などに出向き、36人の憑依患者と面接した。僧侶による祈祷治療の実態も調査した。

図4-4は当時の村の位置関係を再現したものである。これを見ると、兎田から物部村まではけっこう遠いことがわかる。しかし、怖いもの見たさに子供でも行ける距離ではあったようだ。

当時、犬神に憑かれた者は、いざなぎ流の祈祷によって除霊をしようとした。いざなぎ流は、病人治癒のための祈祷を実践していたからである。だがこのとき、祈祷師の祭儀によって、除霊どころかむしろ錯乱状態に陥る者がいた。それを知った正馬は、結局、犬神憑き調査研究を基盤に「祈祷性精神症」の概念を見出すこととなる。正馬は、この調査から10年後に祈祷性精神症の研究報告をまとめた。概要は以下のようになる。

①祈祷性精神症とは、加持祈祷などの際に祈祷師から与えられた暗示が原因で起こる心因反応で、臨床症状として、自分が神、動物、他の人物になったように振る舞う人格変換（狐、犬、霊、神などの憑依妄想）、錯乱状態、昏迷状態が挙げられる。

②臨床経過、および特徴としては、急性発症（数日から数ヶ月持続するが完全に治癒する）がある。被暗示性の高い人、教養の低い人、迷信を信じやすい人に起こりやすく、中年女性に多い。神がかり、シャーマニズムなども近縁の現象である。これらの症状が、いわゆる非定型精神病像を示していることがわかる。

　このような症例に少年のころの正馬がもし遭遇していたとしたら、十分な恐怖体験になっただろう。ここにも森田療法を理解する点で重要なポイントがある。祈祷性精神症という呼称からもわかるように、正馬は、加持祈祷という暗示によって精神病性の症状が形成されることがあるとした。すなわち、ストレス負荷による一過性の精神病性障害を抽出したのである。また、いち早く非定型精神病を見出したことにもなる。それに加えて、そうした症状を示しやすいのは、被暗示性の高い性格で、やや知的レベルに問題がある中年の女性という特徴も見出した。つまり、ここでも先天性の性格傾向を重視しているのである。
　また、森田の論文では祈祷性精神「病」ではなく、あくまで祈祷性精神「症」としている。後述するようにその意義は大きいが、これ以降は現在の呼称に合わせて「祈祷性精神病」または「祈祷性精神症（病）」とする。
　森田療法では、どんな性格であろうとどんなに虚弱であろうと問題にせず、命は平等であり、自然との共鳴を求めている。弱者にとって、なんとありがたいことか。

第5章

あの時代に不安の対処法が必要だった理由

　森田療法の成立をさぐることは、森田理論をその源流から理解することになる。その探索のためには、当時の日本の社会的動揺や文化政策、精神医学の置かれた状況などを見る必要があろう。

　第一の方法として、筆者は森田療法の成立に大きな影響を及ぼした人物たちに注目してきた。なかでも、森田理論の基礎の形成に関与した井上円了、森田療法を世に送り出す原動力となった中村古峡は重要である。これら森田療法を支えてきた人々については次章で詳しく述べる。

　第二の方法として、森田正馬が森田療法を編み出し、世に送り出す前に必要だったのは何かを考えることがある。当時、つまり明治、大正期の日本の科学および医学は西洋に大きく遅れをとっていた。とくに精神医学を取り巻く環境は貧しく、森田の研究の流れもそれを物語っている。そうした時代に森田はまず何をする必要があったのか。

　第三は最も重要なもので、森田理論の完成に至る「経緯」に注目することである。このような視点から森田療法を検証することは、結果としての森田理論を真っ向から理解しようとするより、森田の本質を体感できるように思う。すなわち、体得しながらその神髄の理解を深めていくことができる。

　この章では第二と第三の視点について主に論じる。さらに後半では、当時の精神医学が置かれた状況を詳しく述べ、とくに森田療法誕生の舞台と

なった東京慈恵会医科大学が基盤としたイギリス医学と、日本医学の主流であったドイツ医学とを対比してみることにした。

第1節　祈祷性精神症(病)の研究から森田療法へ

　森田正馬が注目したのは、人の存在に自然に伴う「不安」であった。こうした普遍的テーマを対象とした精神療法が、なぜあの時代に生まれたのだろうか？　どうして必要だったのだろうか？　その大きなヒントは、森田の最初の本格的な論文が土佐の犬神について調査した「土佐ニ於ケル犬神ニ就テ」(1904年)であること、そしてその約10年後の「余の所謂祈祷性精神症に就て」の発表以降、森田の執筆活動が急激に盛んになり、変化していくことである。

　これからそれを詳しく見ていくが、そのためにまず、森田理論の完成、その後の展開の流れを森田正馬自身の足跡をもとにして4つの時期に区分して示した(表5-1)。具体的には、神経質性格の形成とそこからの決別の時期にあたるⅠ期、催眠療法に熱中し、やがて醒めていったⅡ期、中村古峡と出会い森田療法を完成させるまでのⅢ期、森田療法完成後の展開時期にあたるⅣ期である。これらの経緯については繰り返しになる箇所も多いが、重要なところであるので我慢して読破してほしい。

森田療法を世に送り出す前に必要だったこと

① 第Ⅰ期──神経質の形成と決別
　森田の神経質性格の由来は、先にも述べたが、9歳のころ、お寺で見た極彩色の地獄絵の掛け軸の印象がもとであるといわれている。そのために死に対する恐怖心が起こり、悪夢や不眠に苦しみ、夜尿もなかなか治らなかったという。さらに中学になっても、奇蹟、迷信に興味をもち、骨相、

人相、易占いに熱中していたことは有名である。

　しかし地獄絵を見ただけで、迷信に取り込まれ神経質性格が形成されるだろうか。森田の母亀は、33歳のときにうつ状態となり、43歳のときには心気症の既往がある。のちに森田自身が述べているように、神経質性格は先天的な素因としている。その素因がさまざまな誘因によって浮き彫りになってくるのである。第4章で詳しく見たとおり、森田の生育環境にはもうひとつ迷信にとらわれるきっかけとなった要因があった。

　それは土佐の「犬神憑き」である。犬神憑きは、その憑依現象（人格交代）や精神の錯乱、苦悶状態の驚異から人々に恐れられていたが、幼少の森田にとっても、極彩色の地獄絵より恐怖体験になっていたのではないだろうか。

　森田は中学を卒業するまでに7年かかっている。心臓神経症（パニック障害）、疾病恐怖、心気症に悩まされていたのが原因であった。その間に親に無断で上京して医者にかかり、「神経衰弱兼脚気」という診断を受けている。森田はまた、熊本五高時代の1896年（明治29年）に、頭痛、腰痛などの心気症で治療を受けている。

　ちょうどこの年に、井上円了の『妖怪学講義』が刊行されている。この本は、各地に見られる多くの迷信や邪教などをとりあげ、自然科学や心理学の視点からそれらを評価したものである。円了のこの本のおかげで、森田は迷信への「とらわれ」から解放されたのである。

　しかし脚気と神経衰弱には、それ以降も悩まされ続ける。こうした体験を経て、森田は理論的な解釈と症状の消失とは別であることを身をもって学んだ。

　1902年（明治35年）、28歳で東京帝国大学を卒業した森田は、12月に大学院に入学、専攻を精神療法（呉秀三教授）とする。その翌年の8月11日から9月11日にかけては、高知に犬神憑きの調査旅行に出かけている。この足早な行動は、自分の神経質性格に大きく影響を及ぼした犬神憑きによる「とらわれ」体験からの決別のため、また、自分自身の神経質性

表 5-1 森田療法の成立過程

第Ⅰ期(1)：神経質性格の形成	
1874年（明治7年）　1月18日に高知県香美郡富家村兎田（現・香南市）にて出生 1878年（明治11年）　5歳。極彩色の地獄絵掛け軸→死の恐怖、悪夢、夜尿　「犬神憑き」土俗の信仰　迷信にとらわれ、神経質性格の形成 1892年（明治25年）　18歳。無断で上京。「神経衰弱兼脚気」で帰郷 1895年（明治28年）　7年かけて中学を卒業。心臓神経症、疾病恐怖、心気症に悩む 1896年（明治29年）　熊本五高時代。頭痛、腰痛などの心気症で治療	井上円了 1881年（明治14年） 東京帝大入学 1886年（明治19年） 『哲学一夕話』 1887年（明治20年） 『心理摘要』。哲学館の創設
第Ⅰ期(2)：神経質性格との決別に必要だったこと	
1898年（明治31年）　東京帝大入学。脚気と神経衰弱、パニック障害と疾病恐怖に悩む 1902年（明治35年）　28歳。大学を卒業し、巣鴨病院に勤務（作業療法、遊戯療法） 1903年（明治36年）　8月11日から9月11日、犬神憑き調査旅行。9月、慈恵医院医学専門学校教授。12月、帝大大学院入学、精神療法専攻（呉秀三教授指導） 1904年（明治37年）　「精神病の感染」、「土佐ニ於ケル犬神ニ就テ」（「神経学雑誌」）	1896年（明治29年） 『妖怪学講義』 1904年（明治37年） 『心理療法』
第Ⅱ期：催眠療法に熱中し醒めていく10年間の意義	
1900年（明治33年）　精神病者監護法（私宅監置） 1903年（明治36年）　催眠療法を神経症治療に導入 1906年（明治39年）　根岸病院医長 1907年（明治40年）　生活正規法、説得療法、臥褥療法を試みる 1909年（明治42年）　森田療法の原型を発案 1912年（明治45年）　自宅で開業（外来治療を行う）、ヒステリー患者を宿泊治療 1914年（大正3年）　心臓神経症の治療 1915年（大正4年）　「余の所謂祈祷性精神症に就いて」（「神経学雑誌」第3巻2号）	杉村楚人冠 1899年（明治32年） 仏教清徒同志会 1900年（明治33年） 「新仏教」発刊（円了の愛弟子高島米峰、境野黄洋、中村古峡） 1915年（大正4年） 「新仏教」廃刊

第5章　あの時代に不安の対処法が必要だった理由

第Ⅲ期：森田療法を送り出す前の覚悟——催眠療法の限界と放棄	
1915年（大正4年）「迷信と精神病」を「人性」に連載 1916年（大正5年）　中村古峡の社会精神医学活動に参加（日本精神医学会創立、評議員） 1917年（大正6年）　機関誌「変態心理」創刊2号より「迷信と妄想」を執筆。1919年の第3巻5号まで15回にわたって連載 1918年（大正7年）　第1回変態心理講習会。『変態心理学講話集』発刊（「精神病の概念」） 1919年（大正8年）　自宅で入院療法を開始	中村古峡 1881年（明治14年）奈良にて出生 1903年（明治36年）東京帝大入学 1915年（大正4年）「新仏教」廃刊まで15年間編集参与 1917年（大正6年）日本精神医学会創立（機関誌「変態心理」）
第Ⅳ期：催眠療法との決別と、森田療法・森田理論の完成	
1919年（大正8年）「神憑の現象に就いて」（「変態心理」第4巻1号。巻頭言「大本教の迷信」）。森田療法の原型「神経質ノ療法」（「成医会雑誌」） 1920年（大正9年）「催眠術療法の価値」（「変態心理」第6巻4号）。古峡の依頼で「神経質及神経衰弱症の治療」執筆（翌年1月4日脱稿、6月発刊） 1921年（大正10年）「精神療法の基礎」（「変態心理」第7巻1号）、「赤面恐怖症治療の一例」（同2号）、「肝臓癌の治癒した一例」（同3号）、「神経衰弱に対する余の特殊療法」（同4号）、「神経質ノ療法」、「神経衰弱ノ本態」（「神経学雑誌」第20巻7号・8月） 1922年（大正11年）「神経質ノ本態及ビ療法」（呉教授在職25年記念文集）	1922年（大正11年）変態心理学実験所と診療所開設（森田正馬が顧問） 1926年（昭和元年）東京医学専門学校に編入し、2年後に卒業（1928年） 1933年（昭和9年）中村古峡療養所開設

格からの決別のために必要だったのではないか。そう思えるほど、駆り立てられて行動しているように見えるのである。

1904年（明治37年）には、その研究結果として「精神病ノ感染」と「土佐ニ於ケル犬神ニ就テ」を「神経学雑誌」に発表する。論文の内容は重要である。36例（女31、男5）の憑依患者を診察しているが、そのうち4例の犬神憑依状態について、催眠術で同様の状態を引き起こすことができると記載している。このことは森田にとって長く引きずる問題提起となった。

② 第Ⅱ期——催眠療法に熱中し、醒めていく10年

明治から大正時代の日本医学界では、ドイツ医学が主流であった。この時期に、日本の医学は各領域で大きな進歩を遂げている。では、精神医学領域はどうであっただろう。

本格的な精神障害に対する有用な薬物もないまま、1900年（明治33年）には精神病者監護法が制定。それによって公認された私宅監置、すなわち座敷牢は昭和のはじめごろまで存続していた。病院でも閉鎖病棟での隔離のみの対応で、当時の精神病院の悲惨な状況は、中村古峡の小説『殻』に克明に記述されている（第6章参照）。また神経症領域では催眠療法が主流であった。

ここからもわかるように、心の問題についてはまだ多くの非科学的な迷信、邪教がはびこっていた時代であった。しかしその一方で、科学的根拠に基づく新しい医学も導入されるようになっていた。森田療法は、物質療法や理論的な精神療法とは異なり、一見、時代を逆行しているような民間療法の姿と似ていた。正しく理解されず、むしろ誤解される可能性のある森田療法を世に出すためには、まず非科学的な迷信や邪教とは違うことを証明する必要があったのである。

先に述べたとおり、森田の最初の本格的な論文は「土佐ニ於ケル犬神ニ就テ」であり、その後10年の年月を費やして、我が国で初めて憑依状態、

祈祷性精神病について医学的かつ系統的に報告した（「余の所謂祈祷性精神症に就て」（1915年））。また、森田療法完成以前から森田正馬を公私問わず支えてきた佐藤政治の学位論文も「祈祷性精神症の研究」であった。

森田療法の成立に先行する祈祷性精神症の研究の意義は何だったのか。この疑問を解くために、この10年間の森田の足跡を詳細に検証する。

催眠術療法を越える神経質療法はあるのか

前述のように1904年（明治37年）の「精神病ノ感染」、「土佐ニ於ケル犬神ニ就テ」から、15年の「余の所謂祈祷性精神症に就て」までの約10年間は、森田にとって催眠療法に熱中していた時代であり、また試行錯誤の時代でもあった。その間に発表された業績および論文は、以下のようなものである。

1905年	「治癒セル強迫観念狂ノ一例」（神経学会）
1907年	「麻痺性痴呆ノ早期診断」（精神病談話会）
	「両脚触覚計ノ診断的価値」（神経学会）
	「妄想トハ何ゾ」（心理学会）
1908年	「流行性脊髄炎後精神病治癒ノ一例」（精神病談話会）
1909年	「鉛中毒性精神病ノ一例」（精神病談話会）
	「モヒ中毒ノ二例」（神経学会）
	「神経衰弱性精神病性体質」（「人性」）
1910年	「独語症ニ就テ、麻痺性痴呆初期の診断」（日本医学会）
1911年	私宅監置の実態調査
	ヴェルオルン氏「人間精神ノ発達」の紹介（児童研究会）
1912年	「根岸病院看護法」

このリストを見ると、テーマが拡散していることから、いわゆる生みの

苦しみの時代だったことがわかる。また当時、研究成果を発表する専門雑誌は「神経学雑誌」と「医学中央雑誌」以外にほとんどなかった。

　なかでも重要なものが2つある。1909年の「神経衰弱性精神病性体質」と12年の「根岸病院看護法」である（図5-1）。前者の論文で森田は、ドイツの精神医学者テオドール・チーヘンが提唱した「精神病性体質」のうち「神経衰弱性精神病性体質」に注目した。論文のなかで、神経衰弱症の特徴として、刺激に対する過敏性、疲労性の亢進していること、偶然の体験を自己暗示によって症状化していること、さらにこのような性質は先天的体質のみでなく、遺伝的素質、幼少時の成育環境、および疾病体験や心的外傷によって形成されると述べている。また症状により、ヒステリー性、抑うつ性、痴鈍性、強迫観念性、およびヒポコンドリー性に分類している。現在この論文を読むと、この時点で森田理論がほぼできあがっているように思える。しかし森田自身はまだそのことを自覚していない。

　1911年（明治44年）には、帝大精神科の呉秀三教授が全国で実施した「私宅監置の実態調査」の調査委員として活動した。そのこともあってか、また、精神科看護が「ただ暴力を振るうことでことたりる」として看護法についてまったく知識がなかったことから「根岸病院看護法」を出版し、その講習会も開催した。

「根岸病院看護法」では、まず看護人心得として「解剖生理」、「内科的看護法」、「外科的看護法」を紹介し、そのうえで「精神科看護法」を記載している。内容は、現在でも通じるような人道的立場に立ったきめ細かい看護法である。治療法にも触れ、「臥褥療法」や「生活正規療法」を紹介し、さらに運動、作業、遊戯療法についても述べ、それぞれ適応についてこだわった記載がある。すなわち、精神病者と神経衰弱状態の相違を強調しているのである。この2つの論文からは、森田療法成立の息吹のようなものを感じ取ることができる。

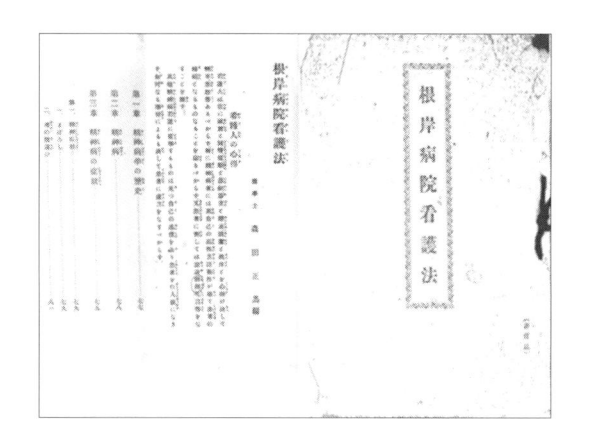

第5章 あの時代に不安の対処法が必要だった理由

図5-1 「根岸病院看護法」(1912年)

催眠術療法の有用性と限界

　当時、有効とされた催眠術に森田は大いに熱中し、その効用も体験している。また催眠術によって治療した症例を軸にした講演も繰り返し行っている。しかしその一方で1912年（大正元年）には、ヒステリー患者を宿泊させて治癒させたり、心臓神経症を1回の面接で治癒させたり、催眠術を使用しないで治療効果がある症例も体験していた。

　森田は治療法としての催眠術のあり方に疑問を抱くようになっていた。1904年の「土佐ニ於ケル犬神ニ就テ」でも述べているように、祈祷師の行為によって生じた憑依状態の一部は催眠術によっても再現できることに気づき、問題を感じていたと思われる。すなわち、催眠術を神経症治療に用いることは、見方によっては精神療法家が祈祷師と同じ役割を果たしていることにもなる。森田は、暗示でも説得でも催眠でもない、新しい精神療法を編み出す必要性を感じていた。

　森田理論の基礎、術式の構想は、1909年の論文「神経衰弱性精神病性体質」に読み取れる。当時の理論重視の精神医学界のなか、森田療法は実践的療法、自然療法であったため、民間療法として認識され、科学的に受け入れらない可能性は大いにあった。森田療法を世に送り出すためには、

「土佐ニ於ケル犬神ニ就テ」のような調査報告ではなく、祈祷性精神症の概念を確立して、最終的には催眠療法と決別し、放棄する必要があったのである。

森田療法が覚醒する

第Ⅲ期は森田療法の成立前夜であり、森田が積極的に執筆活動を行った時期である。これを説明するためには、その時期に森田に大きな影響を与えた人々、とくに中村古峡と井上円了についてまとめておく必要がある。しかし、とても大きなテーマであるので詳しくは次章に譲ることにして、ここでは第Ⅲ期と第Ⅳ期の概略だけを示しておく。

① 第Ⅲ期――森田療法を送り出す前の覚悟

先述したように、森田はこの時期に精力的な執筆活動をしている。その主な舞台となったのが、文学者であり民間療法家でもあった中村古峡が設立した日本精神医学会の機関誌「変態心理」である。この雑誌に15回にわたって連載した「迷信と妄想」をはじめ、多くの研究論文を執筆、発表している。それによって、森田は催眠療法との決別に近づくことができた。また同時に、森田理論の原型となる神経症の症状形成と術式の創案に導かれ、それを実証する自信を得たのである。

一方で催眠療法は、神経症の治療のほかに、透視、念写、心霊学といった方向へも展開していた。森田にとっては、このような間違った展開を阻止することも重要であった。森田は「迷信にとらわれる心」に対し、「あくまで事実に基づく科学としてとらえる自然（純）な心」を根源としたところに、森田理論の出発点を置いたのである。

この時期を振り返ってみると、森田療法の誕生は、明治・大正時代の近代化の波と、「迷信と邪教の廃絶」という流れに後押しされていたように見える。森田療法は、明治維新後の西洋思想偏重のなかで東洋思想の重要

性を主張し、不安の心理を追求しようとして生まれたのである。

② 第Ⅳ期——森田療法の完成

　15回におよぶ「迷信と妄想」の連載が終わると、森田が「変態心理」に寄稿する論文のテーマは大きく変わっていった。1919年（大正8年）6月の「神経質の話」では、犬神憑きにおける憑依状態を、暗示による生理反応として再度説明しているのが印象的である。またこの年から自宅での入院治療をはじめ、その成果を「神経質の療法」（成医会前橋支部）、「精神療法」（成医会上田支部）、「赤面恐怖について」（成医会総会）、「臥褥療法」（成医会埼玉支部）で講演し、それをまとめたのが森田療法の事実上の誕生となった論文「神経質ノ療法」（「成医会雑誌」第542号）である。

　森田は、迷信による「とらわれ」、「暗示」、その象徴の犬神憑きにこだわってきた。森田療法をまとめ世に出すにあたり、「迷信」と「神経質、精神療法」の論文を交互に発表している。祈祷師との類似性を疑われる「催眠療法」の位置づけを明確にする必要があった。それを実現したのが、1920年（大正9年）の「催眠術療法の価値」（「変態心理」第6巻第4号）である。ここで森田は、真っ向から催眠療法を非難しているわけではないが、「催眠療法は補助的治療法として用いるべきである」としている。以後は、長く催眠療法に熱中していたことに遠慮することなく、森田療法の論文を完成していったのである。

　1920年の「神経療法に対する着眼点について」を経由して、21年には中村古峡依頼の「神経質及神経衰弱症の療法」を完成させた。翌22年、呉教授在職25年記念文集に「神経質ノ本態及ビ療法」を執筆し、同時に古峡依頼の『精神療法講義』も発刊する。森田療法に固執していない、森田の精神療法に対する総まとめのような余裕の見られる名著である。

森田療法の成立に先立つ「祈祷性精神症(病)」研究の意義

① 催眠療法の限界・放棄が意味するもの

　催眠療法とは、催眠術によって潜在意識を引き出し、その人にとって有用な情報を送り込むことで結果的に心身の安定をはかり、症状を緩和させるものである。森田は大学卒業後、独学で身につけた催眠術を、神経症の治療に熱中して用いていた。その治療効果は認めていたが、一方でそれに限界があることもわかっていた。

　森田は、神経症の症状形成をヒポコンドリー性基調（先天的素質と成育環境および疾病や心的外傷などの組み合わせによって構成される）と感情（感覚）と注意の集中による悪循環（精神交互作用）、それによって起こる「思想の矛盾」によって説明した。すなわち、神経症の症状形成を潜在意識のなかに求めてはいけないのである。生理反応が症状として固執するのは、ヒポコンドリーという、不必要に身体の違和感に執着してしまう気質、体質のためであるとした。これは「現実の体験に基づいており、潜在意識ではなく顕在意識の上」に形成するものである。だから、催眠療法には限界があると考えた。

　結局、森田は祈祷性精神症（病）の研究によって、「迷信」による「とらわれ」と「加持祈祷」による「暗示性」の意味を整理した。そのうえで、内省の強い神経質性素質と内省の乏しいヒステリーを区別し、森田療法の治療対象を明確にしたのである（図5-2）。先にも述べたように、現在は「祈祷性精神病」と呼ばれているが、森田はあくまで加持祈祷による暗示によって生じた心理反応であるため、「精神病」ではなく「精神症」とした。したがって、やはり「祈祷性精神症」のほうが正確に表現していることになる。

　このように森田は、新しい精神療法を生み出すためにたくさんの準備と段取りを踏んだことがわかる。

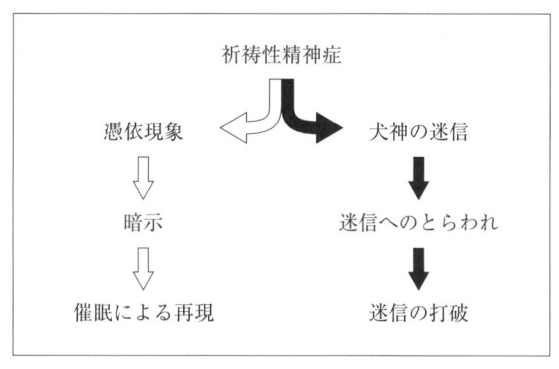

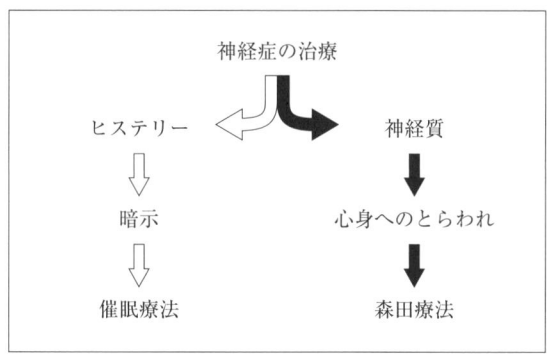

第5章　あの時代に不安の対処法が必要だった理由

```
                  祈祷性精神症
                      ↓↘
      憑依現象            犬神の迷信
        ⇩                  ↓
        暗示             迷信へのとらわれ
        ⇩                  ↓
    催眠による再現         迷信の打破


                  神経症の治療
                      ↓↘
      ヒステリー           神経質
        ⇩                  ↓
        暗示            心身へのとらわれ
        ⇩                  ↓
      催眠療法            森田療法
```

図 5-2　祈祷性精神症の先行研究から得たもの(上)とヒステリーと神経質の区別(下)

② 成立過程自体が森田理論──「破邪顕正」

　森田は、仏教から「破邪顕正(はじゃけんしょう)」を引用し、「真理を発見するにはまず虚妄を知り、そのあとで邪を破り、正を発揮する事が出来る」とした。すなわち、森田は迷信から出発し、奇蹟や空想に憧れ、精神異常を研究し、そのうえで異常と正常との間に、病気に似て病気でない神経質を発見したのである。

　森田療法の成立過程を集約して並べると、森田自身の神経質形成とその打破、迷信と邪教の廃絶、催眠療法の放棄、森田療法の創始、となるだろう。こうして見てみると、森田療法の成立過程自体が、森田理論であり、その神髄であることがわかる。すなわち、森田理論を理解するためには、

あたかも遠回りとも思える、森田自身が体験した「とらわれ」、「強い不安からの解放願望」、「迷信や邪教による間違った問題解決」などを体験、通過していくことが必要なのである。その結果として森田療法が、取り返しのつかない過去や、予想も保証もない未来を対象とせず、現在生きている今だけを問題にする、さらには目に見えるものを事実として認識するという形で成熟していったと言い換えることができる。

「迷信・邪教の打破」へ向けたエネルギーに秘めたもの

　森田が迷信や邪教の打破に費やしたエネルギーは、その文献の多さから見ても、相当なものであったと推察される。次章で詳しく述べるが、その根本には中村古峡との出会いがある。

　古峡は文学者であったが、神経衰弱に対する催眠療法を中心にした民間療法家でもあった。古峡は、井上円了に負けず劣らず、迷信や邪教を容赦なく批判し、撲滅しようとした。とくに両者とも若いころに神経衰弱に悩み、その治療法として、物質療法ではない根治法としての精神療法の確立を目指していた。共感する点が多かったが、古峡の非常に活発な行動力には、とりわけ大きな影響を受けたと思われる。

　古峡は作業療法を主眼として森田療法を展開させ、それを神経症以外の種々の精神疾患にも応用していった。すなわち彼らの精神療法の射程内には、神経症にとどまらない思いが反転して、あの凄まじいまでの迷信・邪教の撲滅運動に展開していたのかもしれない。

森田療法の発祥地が慈恵医大であったことの意義

　先にも述べたように、森田療法は実践的療法、自然療法であったため、当時の理論重視の精神医学界のなかでは民間療法として認識され、科学的に受けとめられない可能性があった。そのために森田はたくさんの段取り

第5章 あの時代に不安の対処法が必要だった理由

を行ったが、それでも実際にはなかなか受け入れられなかったようだ。

ドイツ医学が主流の当時の医学は、結核やコレラなどを扱う感染学が主導権を握り、学理的な研究至上主義であった。こんな時代であるから、不安の原因を追求しない森田理論の理解、普及にも当然のことながら困難は多かった。

1933年(昭和8年)、森田は「余の神経質の本態及び療法」を高良武久の協力のもとドイツ語に翻訳した。それを九州帝大の下田光造に送り、ドイツの医学雑誌に掲載されるよう周旋を依頼した。下田は当時懇意であったベルリン大学のボーンヘッファ教授の主宰する *Monatschrift für Psychiatrie* に掲載を依頼したが、内容の理解が困難として、謝絶の手紙とともに送り返されてきたという。一般には、森田療法の直訳されたドイツ語の論文をドイツ人が理解することは不可能であったとされている。しかしながら、理解困難は翻訳の問題ではないように思える。

ドイツ医学は原因追求型である。とくに当時の精神医学では、フロイトの考案した精神分析学が注目されていた。そのなかにあって「不安の原因を追究せず、不安や症状を排除しようとするはからいをやめ、そのままにしておく態度を養うことを基盤にする、そのうえで、『事実唯真』と『思想の矛盾』の奥義を極めることであり、そのためには『体得』でしかあり得ない」とした森田理論は到底受け入れられるわけがないのである。フロイトの潜在意識による抑圧、昇華、投影など力動的理論性は、森田療法の静的な見方を圧倒していたのである。

日本でも東北大学の丸井清泰などは、精神分析学の立場で森田療法を批判した。しかし本章の後半で詳しく見るように、森田が選んだ慈恵医大はイギリス医学を基盤として創立された私学である。実学・実践を重んじるイギリス医学に基づいた日本唯一の大学で森田療法が完成したことは、とても幸運であった。

イギリス医学の出発点は、貧民層の救済、コミュニティによる個人の生活の質の向上にある。慈恵医大の学祖である高木兼寛は、当時森田も悩ま

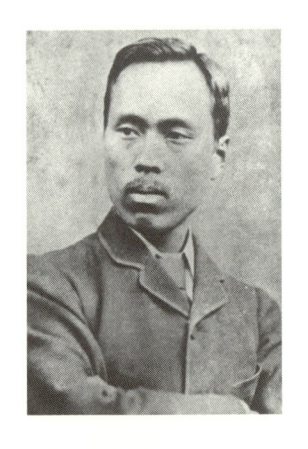

図5-3　高木兼寛（1849-1920）

された脚気の原因を見出すことはできなかったが、予防することには成功した。しかし、ドイツ医学を基盤にする帝大派（森林太郎、青山胤通ら）は、原因を明らかにしない予防法を受け入れることができなかった。すなわち、高木も森田もドイツ医学から受け入れられなかったという共通の体験をもっていたのである。もし森田がイギリス医学主体ではない大学に籍を置いていたなら、森田療法は日の目を見なかったかもしれない。

高木兼寛の教育精神と森田療法の心

　森田は東京帝大を卒業後、巣鴨病院在を経由して、1906年（明治39年）に根岸病院医長として精神科臨床に携わった。翌07年、恩師の呉秀三から千葉大の教授の推薦があったが辞退する。官学より私学の慈恵医大（当時は東京慈恵医院医学専門学校）の教授を選んだのである。高木兼寛はイギリス医学を基盤とする教育姿勢を貫いたが、その教育精神を次のようにまとめている。これを読むと、森田が研究至上主義の官学を断り、慈恵医大での臨床研究に身をゆだねた理由が見えてくるようである。

① 愛国精神――良いものを取り悪いものを捨て劣らない国を目指す

　これは国粋主義ではなく、明治政府が目指した欧化政策でもない。非科学的な民間療法や迷信などは排除して、闇雲に伝統を守るのではなく、外国に学ぶべきものは積極的に学び、結局強い国を目指そうとしたのである。森田療法は「体得」することで「思想の矛盾」に気づかせ、「自然に服従する」という理論である。欧化政策の時代には、受け入れがたい精神療法であった。同時期に導入された論理的な精神分析法と論争になることは避けられなかった。しかし良いものであれば内外を問わず積極的に目を向け

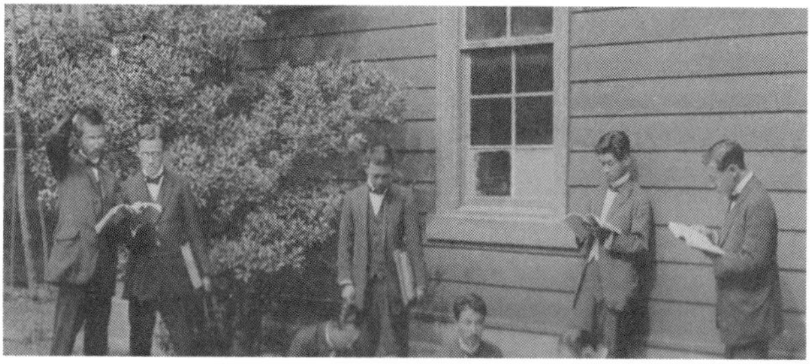

第 5 章　あの時代に不安の対処法が必要だった理由

図 5-4　当時の慈恵医大の学生たち

1881 年	（明治 14 年）	5 月 1 日	高木兼寛、成医会講習所を設置
1890 年	（明治 23 年）	1 月 9 日	成医学校と改称
1891 年	（明治 24 年）	9 月 7 日	東京慈恵医院医学校へ
1903 年	（明治 36 年）	5 月 18 日	東京慈恵医院医学専門学校へ
		9 月 29 日	森田正馬、同校教授となる
1908 年	（明治 41 年）	5 月 14 日	東京慈恵会院院医学専門学校と改称
1920 年	（大正 9 年）	4 月 13 日	高木兼寛逝去
1921 年	（大正 10 年）	10 月 20 日	財団法人東京慈恵会医科大学へ

表 5-2　東京慈恵会医科大学略年譜

た高木は、森田の視点に深く共感していたという。

② 紳士道——内なるものだけではなく外観も大事

　当時の記録写真を見ると、慈恵医大の医学生の姿は紳士服を着用し、高木の紳士道の徹底ぶりがうかがえる（図5-4）。筆者も自分の入学式のときに学長よりまず紳士道について話があったのを覚えている。森田は見えないものより、見えるものに重点を置いた。漠然とした理想を追う実体のない強迫感にエネルギーを費やすより、見える「事実」を「事実」として認識し、自然に従うことで、不安からの解放を目指した。高木の紳士道にその源流を感じる。

③ 医学は実学である——認識することでは足らない。救う臨床が大事

　イギリス医学に立脚した「実学的医学を目指して」創立した慈恵医大が舞台だったことは、不安や恐怖の原因を追求しない森田療法の誕生にとって非常に好都合だったといえる。

第2節　ドイツ医学とイギリス医学の対立が生んだ森田療法

　本章の冒頭で触れたように、森田療法が誕生する背景として、日本の激動の歴史を忘れてはならない。とくに幕末から明治維新、それに続く日清・日露戦争、帝国日本としての大正時代、そんな変化の時代に森田療法は完成され、世に送り出された。こうした歴史的事情を抜きにして、森田理論の神髄を理解できるだろうか。

　そこでここでは、まず明治から大正にかけての医学史、とくに精神医学史を見直すことにする。明治以降、我が国の医学の基盤はドイツ医学であった。そのなかにあって、森田の活動の拠点は、当時唯一イギリス医学に立脚して1881年（明治14年）に開校した成医会講習所、すなわち現在の慈恵医大であった。森田療法の成立過程を通して、ドイツ医学とイギリス医学の対比が浮き彫りになっていくはずだが、森田療法はまさにそうした状況で生まれてきたということができるのである。

多文化流入のなかのドイツ医学の意義

　明治維新以後の日本は、すべての分野で伝統的な文化を否定し、帝国として世界に認めさせるための欧化政策に走った。イギリス、ドイツ、アメリカなど多くの先進国から文化を急速に導入していった。しかし明治政府は、国際的な存在感をもつ国家に成長させるためには、権威性、統率性、力強さ、華麗さが必要と考え、法律、教育、建設、もちろん医学において

も、ドイツ方式を選択していった。そのために各分野において、せめぎ合いや対立が起こった。

そのなかでイギリス医学を基盤として高木兼寛が創立した慈恵医大はどのような立場にあったのか。そこを舞台として、森田療法はどのように生まれたのか。医学界におけるドイツとイギリスの対立によって起こった医学史上の重要な事実を図5-5にまとめた。この図式に従って、森田療法の成立過程を比較文化的に検証する。

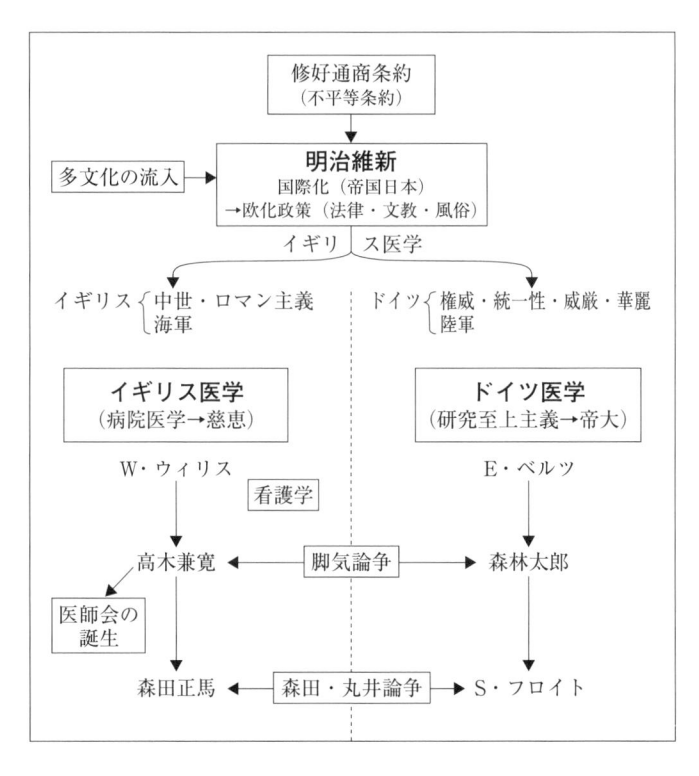

図 5-5　明治〜大正の医学史の大まかな流れ

明治維新前後の混乱が意味するもの

　明治政府は、はじめはイギリス医学を導入しておきながら、急遽ドイツ医学の採用に転じた。精神医学史の研究者の間でも謎とされてきたその理由を考えるには、幕末までさかのぼって日本の置かれた種々の事情を認識しておく必要がある。

　1853年（嘉永6年）6月3日のペリーによる黒船来航以後、日本の開国は時間の問題であった。幕府は58年（安政5年）、開国派と尊皇攘夷派がせめぎあうなかで、不平等条約である日米修好通商条約をアメリカ合衆国と結び、同様の条約をイギリス、フランス、オランダ、ロシアとも結んだ（安政五ヶ国条約）。不平等とはすなわち、固有の主権である裁判権を否定する外国人に対する治外法権と、関税自主権を否定する著しく低い関税率という2つの理由からである。この不平等条約は、明治維新後も日本の運命を大きく左右することになる。

　国内では戊辰戦争、西南戦争に代表される内乱が続発していたが、その一方で、明治維新に向けた準備政策は積極的に行われていた。幕末に行われた密航という形での欧米留学、とくに明治政府の官僚候補であった伊藤博文、井上馨らのイギリス留学は、その後の日本の道に大きな影響を及ぼした。

　1868年（明治元年）以後、欧米文化の流入は不可避であった。その象徴は、新しい技術や知識、学問、制度を吸収するために、政府ばかりでなく民間によっても雇用された欧米人たち、いわゆる「お雇い外国人」の出現である。高給で待遇された彼らも、任期を終えると大部分は帰国したが、ラフカディオ・ハーンやジョサイア・コンドル、エドウィン・ダンのように、日本文化に惹かれて日本の地で生涯を終えた人物もいる。

　お抱え外国人は、当初大部分がイギリス人であった。陸軍はフランス人が多かったが、普仏戦争でドイツが勝利するとドイツ人が多くなる。一方海軍は、世界の海を征服したイギリスから多くの人材を登用した。陸軍と

海軍の対立はこのときからはじまったようだ。

明治政府の選んだドイツ医学

　西洋医学の導入は、1824年（文政7年）のシーボルト、57年（安政3年）のボンベによる、長崎の出島のいわゆる「長崎養生所」で学ばれたオランダ医学に起源がある。しかし幕末の混乱のなか、人々はイギリス医学の秀でた医療水準を目の当たりにする。

　イギリス公使パークスのもと、1861年（万延元年）に来日した医官のウィリアム・ウィリスの功績は、それを物語るものである（図5-6）。ウィリスは、明治維新の幕開けとなった戊辰戦争で、官軍、幕府軍の敵味方の別なく、優れた医療技術によって多くの負傷者の治療にあたった。のちに陸軍大臣となった大山巌も鳥羽伏見の戦いで負傷し、ウィリスの治療を受けたといわれている（このことがウィリスが薩摩医学校に下っていくきっかけになっている）。ウィリスの過酸化マンガンによる消毒、クロロホルムの全身麻酔、四肢切断術などは、当時の漢方医を圧倒するものであった。その功績により、政府は68年にウィリスを院長として軍事病院を設立。翌69年に医学校兼病院に昇格し、院長に就任した。これがのちの東大医学部にあたる。

　こうして一時は、ドイツ医学の流れをくむオランダ医学からイギリス医学が選ばれたかに見えた。しかし新政府は、医学教育改革のため、オランダ医学出身であった相良知安（さがらともやす）（佐賀藩）と岩佐純（いわさじゅん）（福井藩）に医学校取調御用係の辞令を下し、東京に着任させる。このとき、太政大臣三条実美、大学別当山内容堂は、ウィリスに医学校の指導を引き続き依頼するため辞令を出したばかりであった。

　イギリス医学採用に対しては、当然オランダ医学者の強い反対があった（当時のオランダ医学とは、オランダ語を通じて学んだドイツ医学である）。オランダ医学者たちの地位と生活に対する危機感から抵抗が起こったので

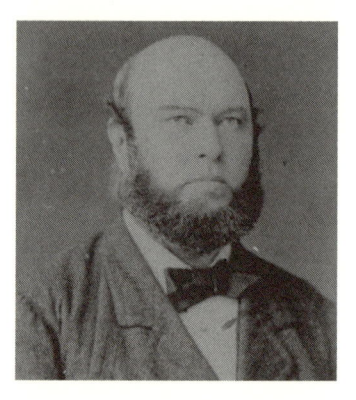

図5-6 実学医学の導入者ウィリアム・ウィリス（1837-94）

ある。相良らは、オランダ出身のアメリカ人で大学南校（東京大学の前身のひとつ）の教頭であるグイド・フルベッキに相談。相良の意見に賛同したフルベッキは、政府にドイツ医学の優越性を進言し、「医学なればドイツ、ことにプロシアが第一」という意見具申も行った。

さらに副島種臣（佐賀出身）、大隈重信らによる、立憲君主国であるドイツをモデルとするのが望ましいという意見などにより、一転して政府はドイツ医学の採用に急速に傾いていった。そのためウィリスは、わずか半年で退職することになる。ウィリスはその後、大山巌の命の恩人であった縁もあり、1869年から8年間、鹿児島の島津藩病院（鹿児島医学校）の院長および附属医学校の校長として、医学の普及に尽力した。

その結果、島津藩病院・附属医学校ではイギリス医学が導入、展開され、慈恵医大の学祖である高木兼寛がウィリスからイギリス医学を学ぶのは、そのときのことである（1869年から72年まで）。したがって、もし明治政府がドイツ医学を採用しなければ、ウィリスも退職することはなく、高木がイギリス医学を学ぶこともなかったかもしれない。ドイツ医学が主流になったことが、のちに慈恵医大の設立につながり、さらに森田療法の成立の舞台になったことを考えると、興味深い歴史のいたずらである。

ドイツ医学とイギリス医学の立場

イギリス医学とドイツ医学の違いは、19世紀後半までには明白になっていた。イギリスでは、ジェンナーによる天然痘の予防（1798年）、ブレーンによる壊血病の予防（1804年）、リスターによる殺菌法を用いた外科

手術の確立（1867年）など、外科学、とくに予防医学において世界をリードしていた。

　それに対してドイツ医学は、ウィルヒョウの細胞病理学説やコッホの細菌学に象徴されるように、基礎医学的色彩が強かった。言い換えると、イギリス医学は予防や治療に関する、いわば役に立つ実学的な医学。一方のドイツ医学は、病気の原因を追求する学理的な医学ということになる。もともとイギリスは地域社会を基盤とする民主主義の国である。研究至上主義とでもいうべきドイツ医学とは、大きく色彩が異なっていたのである。

　ウィリスは、横浜の衛生状態の悪さを見て驚いたといわれている。したがって、梅毒、赤痢、コレラなどの当時は命取りであった多くの感染症に対して、病因の追求よりも公衆衛生の向上によって予防することがまず重要であると考えたのも自然なことであった。それはまさにイギリス医学の真髄である。実際、幕末の日本人の平均寿命は39歳である。そのころはコレラが爆発的な流行を見せており、10万人が死亡した時代でもあった。

　しかし、新政府は国際社会で自立できる国家を目指していた。不平等条約を解消し、世界の中での日本の地位を確立することが課題であった。その観点に立つと、個人主義に立脚するイギリス志向、イギリス医学では、国力を内外に示すには迫力不足であったのかもしれない。

　それに対して、ドイツ医学のように病気の原因を明確にする学理的なアプローチは、病気を封じ込める迫力があった。明治政府にとって、そちらの理念のほうが取り込みやすかったといえる。公衆衛生、予防医学、地域住民の生活環境、栄養状態、さらには社会医学のようなイギリスの近代医学を目指すには、明治という時代はまだ尚早であった。自立を成し遂げるために集団として団結することを目指し、まだ個人を尊重するまでに至っていなかった日本には、イギリス医学が根づくだけの土壌がなかったといえる。

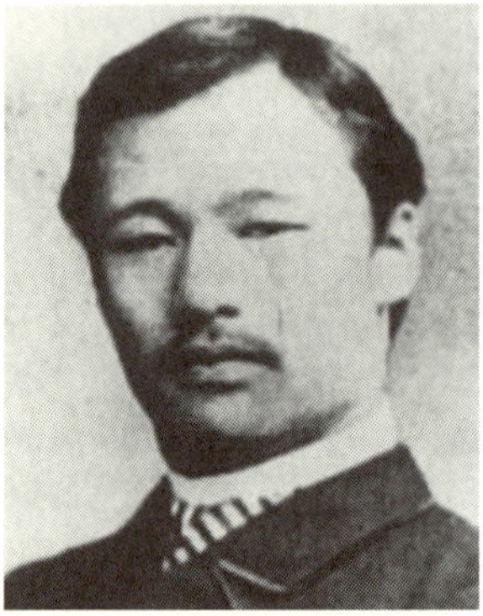

高木兼寛と森林太郎の脚気論争

① 実学と学理の対立

慈恵医大の学祖である高木兼寛の足跡は、多くの著作によって紹介されているので省略する。その代わりここでは、陸軍軍医であり、最終的には軍医総監にまでのぼりつめた森林太郎（森鷗外）との間に生じた脚気論争と、その背景にあるイギリス医学とドイツ医学に関連した歴史的事実だけを抽出して述べることにする（図5-7）。

図5-7　森林太郎（1862-1922）

先ほど見たように、高木はイギリスの医師ウィリアム・ウィリスと運命的な出会いを果たした。その結果、海軍軍医学校を経由して、1875年（明治8年）からイギリスのセント・トーマス医学校へ留学することになった。

5年後に帰国すると、日本の医学界は研究至上主義のドイツ医学気風にすっかり染まっていたが、そうした状況のなかで高木は「実践的医療を至上」とするイギリス医学、その教育に執念を燃やすことになった。1881年に成医会（慈恵医大の前身）、82年に有志共立東京病院（施療病院）、85年に看護婦教育所を矢継ぎ早につくった。その一方で海軍病院長としても活躍し、83年には海軍の脚気予防のために兵食を改善し、脚気の撲滅に成功している（図5-8）。

高木は脚気の原因に対して「栄養欠陥説」を唱えたが、これはイギリス医学に立脚した実学的発想による予防医学によるものであることを認識しておく必要がある。それに対して、ドイツ医学を基盤とする陸軍軍医総監の森林太郎、東大内科学教授の青山胤通らは、高木の説を非難し、脚気菌による「伝染病説」を強調した。まさに実学的なイギリス医学と学理的なドイツ医学の対立であった。この脚気の原因をめぐる論争は、1910年に鈴木梅太郎がビタミンB_1を発見しても解決せず、23年に島薗順次郎が脚

第5章 あの時代に不安の対処法が必要だった理由

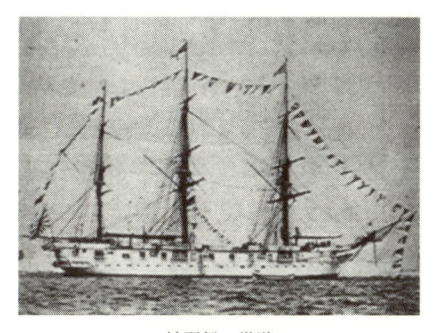

練習艦 瀧驤

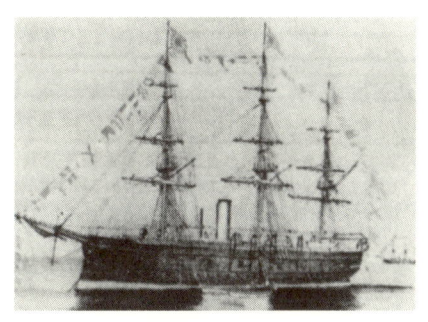

ビョウシャオホシ　カウカイデキヌ　カネオクレ
期間：1882年（明治15年）12月19日～83年9月15日
航路：品川→ウェリントン→バルパライソ（チリ）→カヤオ（ペルー）→ホノルル→品川（272日）
状況：乗組員276名／脚気患者196名／死亡者25名
ホノルル到着後、それまでの食料を全廃し、パン食、肉食に変えると脚気患者は全員治癒し、品川に帰港することができた。

練習艦 筑波

ビョウシャイチニン　モ　ナシ　アンシン　アレ
期間：1884年（明治17年）2月3日～11月16日
航路：品川→オークランド→バルパライソ→コキンボ（チリ）→ホノルル→品川（287日）
状況：乗組員333名／脚気患者14名／死亡者0名
高木兼寛のレシピに従わず白米を食べた兵士14名が脚気となった。

図5-8　高木兼寛による脚気の臨床試験

気の原因がビタミンB_1の欠乏であると証明するまで40年間も続いた。その間にも陸軍を中心に多くの脚気患者、死者が報告されている。

　当時のドイツ医学の欠点や官僚医を非難することは容易であるが、むしろ研究至上主義を徹底し、原因を追求するその姿勢、エネルギーには感服するところもある。実際、高木は脚気の原因まで発見することはできなかったのである。ここであぶりだされるのは、ドイツ医学とイギリス医学の対立ではなく、実学と学理という2つの立場によって医学の進歩があるということである。基礎医学研究と臨床医学研究の両方が振り子運動のごとくバランスをとるのが重要であることを示唆している。

② 森林太郎と脚気

　森林太郎は、1884年（明治17年）から4年間ドイツに留学している。あくまで脚気の伝染説を曲げなかった森にとって、その留学から得たのはいかなるものだったのか。当時のドイツは、欧州最強との呼び声高いプロシア陸軍のもと、コッホの細菌学やペッテンコーフェルの衛生学など、基礎医学の最先端を走っていた。森はドイツ人学者をドイツ語で論破するほど語学が堪能であったという。

　医学者としての森林太郎がそうであったように、文学者としての森鷗外にも論争が絶えなかったといわれている。坪内逍遥、松本良順などとの論争も有名である。高木との脚気論争も含め、結局陸軍内でも孤立していったようにも見えるが、同時期に発表された数多くの名作を読み直すと、森のもうひとつの顔が見え隠れする。

　1890年、ドイツ留学帰国後の『舞姫』から、1911年の『雁』、16年の『高瀬舟』をはじめとして、創作意欲は盛んであった。なかでも『雁』は、森自身が投影されている二人の登場人物によって、青年のアンビバレンツな心性を、孤独な官僚医とは思えない自由で開放された筆致で描いた傑作といえる。この観点から見ると、森が原因のわからない説を頑なに拒み続けたことが、ドイツ流の考え方に支配されたせいとは思えないのである。生活が決して裕福ではなかった下士官・兵卒たちの「軍隊に入ったのだから白米を食いたい」（当時麦飯は囚人や貧乏人の食事とされていた）という主張があったことを考慮すべきであるとの説もある。

　事実、高木の海軍でも栄養食に従わないケースもあり、1884年には軍艦筑波に乗務した14名が白米を食べて脚気になった。現在でも、陸軍ではないが、陸上自衛隊の伝統は白米という記述を読んだことがある。いずれにしても多くの死者が出た以上、森林太郎を擁護するには限界があるが、たんに頑なに拒絶し続けたのではないと思わせる要素が文学の中に見て取れることは興味深い。

③ 森田正馬と脚気

　よく知られているように、森田正馬にも脚気との関わりがある。1892年（明治25年）、18歳のときに友人と無断で上京し、苦学していた際、脚気になって帰郷したという。また99年の東京帝大入学後も精神的に集中できず、夜間には心悸亢進発作が出現した。帝大病院で「神経衰弱兼脚気」と診断されている。

　また森田は、森林太郎とともに脚気の伝染病説を曲げなかった帝大内科教授の青山胤通の講義を学生として受けている。高木兼寛が海軍食で白米をやめ、麦かパン食、そして肉と野菜という食事内容に変更し脚気を予防したことも知っていたようである。しかし明治時代には脚気の原因も治療法も定まらず、そのせいで精神的に悩むことが多く、当時の文化病とされた神経衰弱とされることも多々あったと森田は記述している。こうした体験は、のちに森田が唱えた神経症では認知と感情特性にヒポコンドリー性基調があるとの主張につながっていると考えられる。森田が慈恵医大の教授になったとき、高木の偉業をどれほど知っていたかは不明である。これも歴史のロマンとしてそのままにしておく。

高木兼寛と森田正馬──「医学は実学である」

　日本の精神医学もまた、ドイツ医学によって幕が上がった。日本初の正式な精神医学の講義は、1879年（明治12年）、ドイツ人医学者のエルヴィン・フォン・ベルツによって東京医学校で行われたものとされている（図5-9）。

　日本人として初めて精神医学教授となったのは榊 俶で、1886年から東京帝大で講義を行った。しかし精神医学の導入に最も貢献したのは、1901年から25年にかけて帝大の2代目精神医学教授となった呉秀三であろう（図5-10）。のちに森田正馬を指導することになる呉は、ドイツの医学者エミール・クレペリンの学説を基礎にした精神病学を確立。病院医学を導入

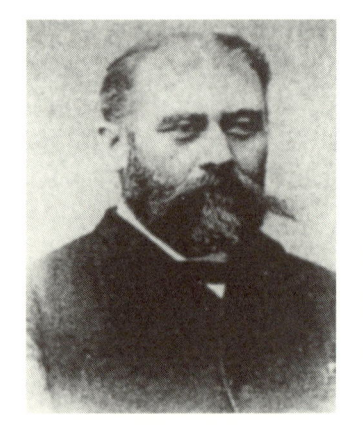

図 5-9　エルヴィン・フォン・ベルツ（1849-1913）

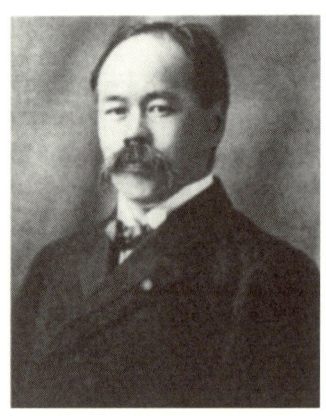

図 5-10　呉秀三（1865-1932）

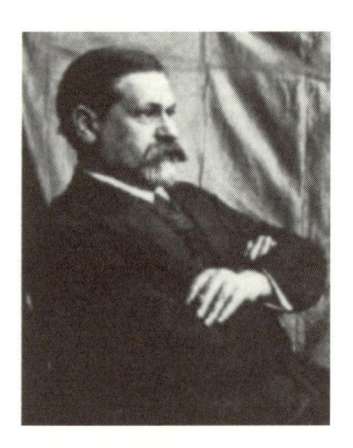

図 5-11　ジークムント・フロイト（1856-1939）

図 5-12　丸井清泰（1886-1953）

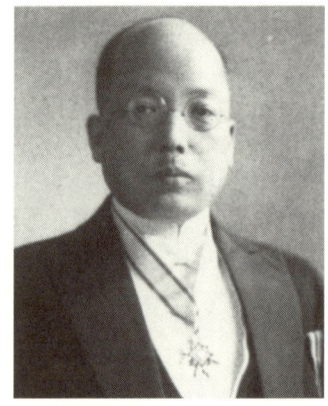

し、私宅監置の実情を明らかにして精神病者監護法を批判し、患者の人道的待遇を主張し、精神病院法制定のきっかけをつくった。

　その業績は計り知れないが、特筆すべきは、1897年から4年間、ウィーン、ハイデルベルクなどに留学し、ドイツ文化圏で学んだにもかかわらず、研究至上主義とはならず、人道的で実学的な病院医学を日本に導入したところにある。すなわち、学理的なドイツ医学の影響が強い日本の医学界にあって、精神医学領域においては、それまで差別的、排除的であった精神病者に対し、人道的待遇、作業療法、専門看護の養成など実学的な対処をするところからはじまったのである。

　そのような状況で登場したジークムント・フロイトの精神分析法は、精神医学の流れを大きく変えた（図5-11）。19世紀後半から20世紀初頭にかけて、彼の編み出した手法が精神医学のメインストリームになっていったのである。精神分析法では、不安の原因を過去の体験に求める。精神症状発現の原因を無意識の世界に求めるという、学理的な文化背景に基づいた治療法を見出したのである。

　日本では、ジョンズ・ホプキンス大学のアドルフ・マイヤーのもとで学んだ丸井清泰（きよやす）が、1919年に東北帝国大学の教授に就任し、精神分析学を積極的に紹介した（図5-12）。奇しくも、この1919年というのは森田療法が成立した年である。さらにその後、古沢平作（こさわへいさく）によって日本における精神分析学が確立され、日本精神分析学会の創設に至った。

　そんな日本の精神医学の歴史のなかに、割り込むような形で森田正馬が出現した。森田は日本人を徹底的に観察し、そのメンタリティ（恥の文化）を起源とした精神療法（とくに対人恐怖を対象とする）を編み出した。その根本は、不安や恐怖の原因追求や症状除去を目的にせず、あるがままの自分の感情と自然に服従し、回帰するものであった。

森田療法とフロイトの精神分析法

① もうひとつの論争——森田・丸井論争

　森田正馬と東北帝大の丸井清泰の間に繰り広げられた精神分析法をめぐる論争は、1927年（昭和2年）の第26回日本精神神経学会からはじまった。翌年の学会は丸井が会長であり、そこからこの論争が注目されるようになった。

　二人の論議が最も激烈だったのは、1934年であったようである。「強迫観念の成因に就いて」という演題のなかで、森田がフロイトの強迫神経症加虐性説を批判したことに対して、丸井が「しろうとくさい」と発言したのである。しかしこれは結局、丸井を孤立させ、批判を集める結果となった。

　脚気論争の40年には届かないが、森田・丸井論争も9年ほど続いた。その要点をまとめると次のようである。森田は「小児性欲の発達が低次元に固着し、成人になって症状化するという精神分析法は論理の飛躍があり、この仮説を治療に応用しても実際の治療にはならない。小児期の性的な体験を掘り起こすことが治療に繋がるのだろうか」と述べている。それに対して丸井は「発達心理過程を研究し、リビドーが停留固着して流動性を失っているかを掘り起こすこと、それを患者に適用することこそが学問である」としている。到底交わるところのない対極に位置する理論である。

　森田理論は不安、恐怖などの症状の原因を追求しない。それに対して精神分析法は、あくまでも過去の体験から症状の原因を追求しようとするものである。こうした森田理論の姿勢は、脚気の原因を求めず事実から真実をさぐり、麦飯中心の栄養食という予防策を講じた高木の姿と重ね合わせることができる。森田・丸井論争は、高木・森論争を彷彿させるのである。

　ちなみに、この論争の背景には、森田療法の理解者であった九州帝大教授の下田光造（みつぞう）が、丸井が就任する前の東北帝大の講義を、東京帝大講師と兼任で1917年から19年まで担当していたという事情もある。森田・丸井

論争の終わった後、40年の大阪総会では、丸井は森田だけでなく、下田の「執着気質」に対しても論点を向けたという。

② 森田のフロイト批判の実態

　森田は随所でフロイトを批判しているが、たんに森田理論に合致しない点や精神分析法の問題点を指摘していただけではないように思われる。というのも、実際に森田療法が成立するまでには、催眠療法、生活正規療法、臥褥療法などを遍歴して20年の年月を要しているからである。

　1918年（大正7年）を境にして、森田理論の骨子は急速にできあがっていった。すなわち森田療法は理論化が先行していた。理論の実証は、その後に自宅で神経症者の治療を行うことでなされた。こうして実証していく過程で森田理論はさらに成熟していき、森田を取り巻く弟子たち、佐藤政治、宇佐玄雄、高良武久らによって咀嚼されていくことになる。

　こうした状況のなか、正反対の立場にあると思われがちなフロイトの精神分析法との対立は、森田理論の完成度を高める結果につながったように見える。フロイトの潜在意識による抑圧、昇華、投影などの力動的な論理性は、森田療法の静的な見方を圧倒している。森田療法とは「事実唯真」と「思想の矛盾」の奥義を極めることであり、その意義を理解する手段は体得でしかあり得ない。森田療法は感情の上にあって、論理、意識などに重きを置かない。これは、フロイトの精神分析法と対比して得られた森田療法の神髄ではないだろうか。そのように考えると、森田・丸井論争は森田療法にとって大きな意義があったといえる。

森田療法をイギリス医学とドイツ医学の観点から考える

① なぜその時代に生まれたのか

　森田療法の成立は1919年（大正8年）前後といわれている。その当時の社会背景はどうであっただろう。大正時代の代表的な出来事に第一次世

界大戦があるが、大正デモクラシー、大正ロマンという言葉に象徴されるように、一面では比較的安定した社会情勢だったともいえる。民衆の力が強まり、享楽的文化が形成されていった。その一方で貧富の差が激しくなり、スラムの形成も特徴であった。

　そんな社会状況のなか、森田療法はなぜ生まれたのだろうか。当時の社会的、文化的事情を通して、以下のように考えをまとめてみた。

1　明治政府のとった欧化政策は、明治の45年間で完成された。とくに不平等条約の解消、日清・日露および第一次世界大戦の勝利は、国力の増大をもたらした。
2　大正時代に入って社会情勢が安定すると、それまでの集団主義的な側面は次第に影を潜め、個人主義的な側面が浮き彫りになっていった。
3　現在と同様、人間が個人として見られるようになると、それに伴い不安の時代が到来する。したがって、そのための対処法が必要となった。
4　極端な国際化は日本人にとって必ずしも居心地のいいものではなかった。精神分析法は、日本人にあっているかという議論もあり、すんなりとは定着しなかった。
5　そのようななか、日本人のメンタリティを重視する伝統的な視点で、自然な形で森田療法が生まれた。
6　森田療法は目に見える事実を問題にし、言葉や観念と事実の乖離から解放するものである。過去や未来でない今へ、さらには生活の場へと、自然な感情とともに引き戻すことを目標としている。

②　建築におけるドイツとイギリス——慈恵医大の建築物

　明治維新後の日本は、医学のみならず、あらゆる文化領域で革命的な変化を体験した。そうした急速な変化は、お雇い外国人や有能な日本人によ

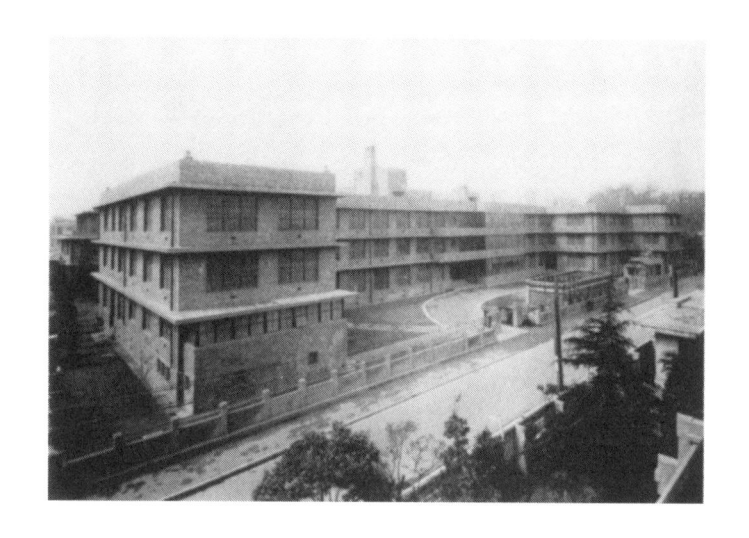

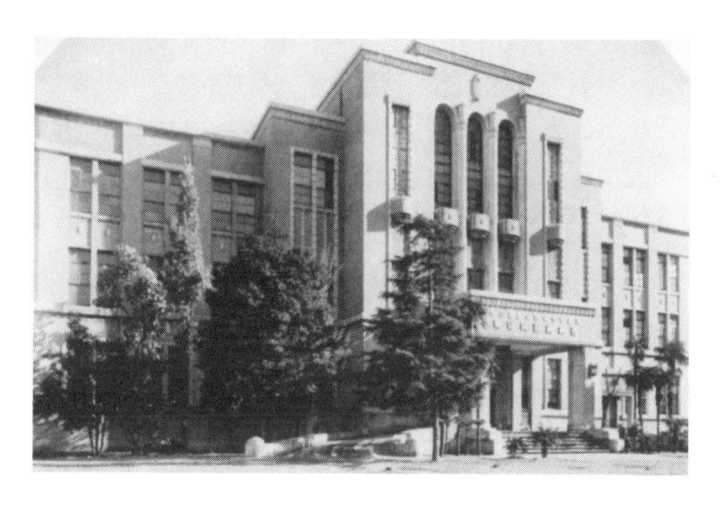

第 5 章 あの時代に不安の対処法が必要だった理由

図5-13 イギリス式の大学棟（上）とドイツ式の東京病院病棟（下）

ってもたらされたものである。

　イギリスからドイツへと主導権が移り変わった医学と同様、建築界においても、イギリスからドイツへと様式が変更したようである。このことは、イギリス人建築家ジョサイア・コンドルによる鹿鳴館の失敗に象徴される。彼の建築はクラシック系ルネサンス様式で、有栖川宮邸、北白川宮邸にその様式を見ることができた。ロマン主義のコンドルの作品は個人の邸宅としては評価された。しかし当時の日本は、不平等条約を解消して帝国として自立するために、各種制度や風俗を急いで欧化する必要があった。そのために権威性、力強さ、華やかさを求めたのである。そうしたなか、1886年（明治19年）にドイツの建築家ヴィルヘルム・ベックマンが来日する。こうして上述した条件を備えたバロック都市計画を実現していくのである。

　ここで、慈恵医大の建物に目を転じてみよう（図5-13）。まず正面の大学管理棟であるが、現在は一部しか残っていないが、レンガ造りのコンドル様式である。いわゆるイギリス建築様式といっていい。それに対して東京病院病棟（通称F棟）はどうであろう。写真でわかるように、左右対称でバルコニーがあり、ステンドグラスを構える典型的なドイツのゴシック様式である。実はこの2つの建物は関東大震災後のもので、学祖である高木兼寛と直接関わりのある建築ではない。

　レンガの大学棟は1933年（昭和8年）に建てられたもので、アメリカのヴァンダービルト大学のような建物にしたいという第3代学長の永山武美の発案による。H字の構造やレンガ造りは、帝国ホテルの設計で有名なモダニズム建築家フランク・ロイド・ライトの建築様式に倣っている。明治村にある当時の帝国ホテルと実にそっくりである。この様式の特徴は、ジョサイア・コンドルらに象徴されるジョージアン・ゴシック様式である。

　F棟は1930年に建てられたが、なぜドイツ様式を取り入れたのか不明である。しかし、慈恵医大の建物にイギリス様式の大学棟とドイツ様式の病棟が存在していたのを見るにつけ、施療病院としての臨床（イギリス医学）と大学の役割としての研究（ドイツ医学）の引っ張り合いは、すでに

はじまっていたのだと思わざるをえない。

振り子のように

　森田療法の成立過程をさぐっていくうちに、その背景にある激動の時代と精神医学の歩みを抜きにしては、森田療法は検証できないと気づいた。そこで、重要なキーワードとなるイギリス医学とドイツ医学を大きな軸として、森田理論の源流をたどることにした。その結果いくつかの歴史的事実に遭遇したのは、これまで見てきたとおりである。

　本章の最後に、そうした歴史的事実から読み取れることをいくつか列挙しておく。

1　医学は学理と実学の振り子運動により発展する。
2　医学者は、歴史が証明するように、その振り子運動によって翻弄させられてきた。
3　実学の立場をとったウィリアム・ウィリス、高木兼寛、森田正馬、学理の立場をとった明治政府、森林太郎、青山胤通。その間には摩擦や対立はあったものの、双方ともが確実に日本の医学の発展に寄与している。
4　私たちに求められるのは、実学的医学と学理的医学の振り子の位置を常に認識しておくことである。

第6章

森田療法を支えた人々

　森田正馬は、薬物療法や催眠療法をはじめ、生活正規法、説得療法、臥褥療法などを遍歴するなど、森田療法を生み出すまでに17年の年月を要している。しかし、1918年（大正7年）ごろを境にして骨子が急速にできあがり、その後2年のうちに森田療法はおおよそ完成する。構想期間は長かったが、世に出るときの勢いには目を見張るものがある。そのうえ原法の森田療法は、それ以降修正が加えられることもなく、成立当初からほぼ完全といっていいようなものだった。

　森田が発揮した凄まじいまでの勢い、エネルギーの源には何があったのだろうか。その要因になったと思われる出来事を知れば、森田理論の理解を深めるための新たな観点を得られるのではないかと思う。

　説明の都合上すでに他章で紹介しているが、森田療法の成立に影響を及ぼした多くの人物がいる。筆者はなかでも、6人の人物に注目してきた。まず森田療法を世に送り出す原動力となった中村古峡、森田理論の基礎の形成に関与した井上円了、そして森田療法の発展に寄与した佐藤政治、宇佐玄雄、さらに杉村楚人冠、藤村トヨの存在も大きかった。

　本章ではそれぞれの人物にあらためてスポットを当てて、森田療法の理解を新たな視点で見つめる。

第1節　森田理論から森田療法へ
　　　　　　——中村古峡の果たした役割

　森田療法成立の背景にあった当時の精神医学や、文化的状況は重要である。なかでもとくに、文学者の中村古峡の存在に注目してきた。森田にとって、古峡との出会いは躍進の転機となったと思われるのである（図6-1）。

　夏目漱石門下として文学活動を続けていた古峡は、神経衰弱に対する催眠療法を中心に行う民間療法家でもあった。1917年（大正6年）には雑誌「変態心理」を発刊し、40歳を過ぎてから医学を学ぶために東京医学専門学校（現・東京医科大学）に入学している。だが医師として、森田療法を実践、展開していったことはあまり知られていない。

　森田と古峡が出会い関わりをもった時期は1920年前後で、すでに90年以上が経過している。しかし幸いなことに、古峡が創立した中村古峡療養所（現・中村古峡記念病院）が千葉市に現存しており、貴重な資料が記念館に収められている。病院の協力を得て、古峡のたどった足跡を慎重に調査、確認した。

　以下では、その結果を踏まえ、古峡の生涯をたどりながら、森田療法の成立にどのように関わったのかを史実に基づいて検証していく。

森田に出会うまで

　中村古峡（本名・蓊（しげる））は1881年（明治14年）2月20日、奈良県生駒郡有里村で、父源三と母フシの三男四女の第三子、長男として生まれた。古峡が15歳のとき、源三の仕事上の失敗が原因で、一家で京都西八条に移り住む。隣家には文学者の杉村楚人冠（そじんかん）が住んでいた（楚人冠については後で詳述する）。97年には京都府医学校に入学。しかしその翌年、父親が47歳で病死すると学資の道を失い、99年に楚人冠を頼って一人上京した。

　東京では京華中学の5年生に編入し、翌年9月に旧制第一高等学校に入

る。1903年、22歳で東京帝国大学文学部に入学。苦学して、07年に26歳で卒業した。

古峡はのちに日本精神医学会なるものを設立したが、その趣意書の中で当時を回顧している。一部を紹介しよう。

> 大学を卒業するまでの間に、父親の死後学資の道を失い、苦学十年、一日も心の安定を得たことがなかった。そのため強度の神経衰弱に襲われ、栄養状態も悪く、脚気だの、心臓病だの、或は神経痛だの、肺尖カタルだのと殆ど万病併発の有様で、医者は私の脈を取る度に、ただ新たなる恐怖と威嚇とを与えるばかり、それがため益々病気を加えるような傾きがあった。終わりには医者に診てもらうのが恐ろしくなって、段々医薬に遠ざかると共に、禅の書物などに心を傾けるようになった。その方が私の病気の療養には、かえって効果があったように思う。

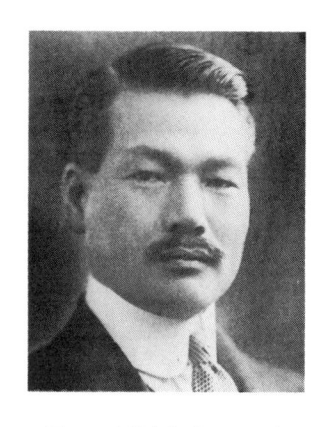

図6-1　中村古峡（1883-1952）

大学在学中に夏目漱石の門下となった。以後交流が続くが、始終貧乏と戦っていた古峡の困窮ぶりは、漱石の書簡集にも書き残されている。以下に引用したのは、古峡の借金の申し出に対する漱石の返信で、『我輩は猫である』の印税を服部書店まで取りに行ってくれれば、その一部を古峡に用立てるとの内容である。

> 拝啓　御手紙の趣承知致候　実は十月十日に銀座二丁目服部書店より猫の印税残部二百七十円持参の筈故そのうちを二十円君に用立て様と思って居た　然し十日に君が出立するとなると間に合わない故封入の僕の名刺を持って同店に行って談判して一日でも早

く取ってくれてそのうち二十円差引いて残りのうちで七十円三十
　　　銭（九月丸善から取りに来た書代）を丸善へ払って残りの百八十
　　　円を僕の所へ持って来て呉れれば好都合である
　　　もし服部が十日でなければ出来ぬというならば君の出立日を一二
　　　日延べるより致方あるまい
　　　序だが右猫印税の受取も入れて置く　引替に渡してくれ給え
　　　　　　　　　　　　　　　　　十月七日　夏目金之助

　大学卒業後は朝日新聞に就職。その後、高輪中学に職を得て、品川御殿山に居を定める。その前年には、弟の為雄が統合失調症を発病している。弟は２年後に病院で悲惨な死を遂げた。このときのことを古峡は次のように書き残している。

　　　この弟の病を養うために殆ど肉をそぎ骨を削るような苦しい思
　　　いを経験した。主治医の方も無論今日の医学における最善の療法
　　　を施してくれたが、病勢は段々募るばかりで……

　その一方で、1908年９月から12月に朝日新聞紙上にて小説『回想』を初めて連載し、12年、31歳のときに同紙にて連載小説『殻』を発表した。翌年には『殻』を単行本として刊行し、文学者としての地位を確立することになる（図6-2）。この作品は自伝小説であると同時に、統合失調症になった弟の経過観察記録でもあった。また、明治時代の精神病院の様子も克明に描写されている。弟は幻覚、妄想状態であったが、入院加療ではなく、隔離入院を与儀なくされた。入院は他聞を避ける閉鎖隔離であって、結局は脚気や結核の併発によって生涯を終えることであった。「私はここまでにおいて、益々今日の物質医学だけでは、人間の疾病、特に精神的疾患を治癒するには不完全であること深く悟った」と古峡は述べている。

第6章　森田療法を支えた人々

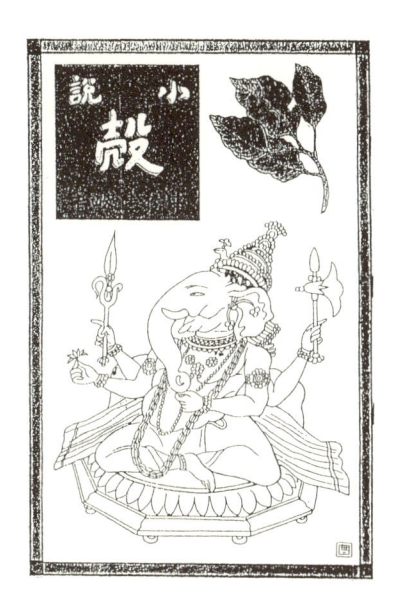

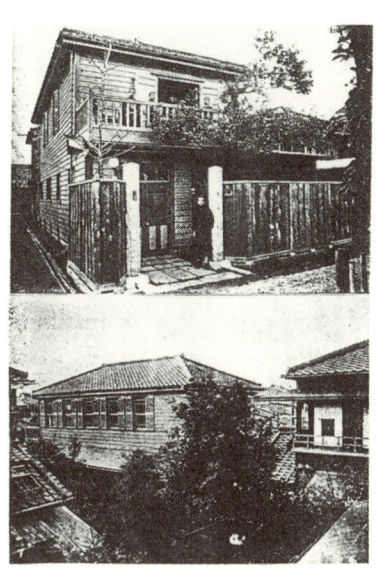

図6-2　小説『殻』表紙

図6-3　変態心理学研究所

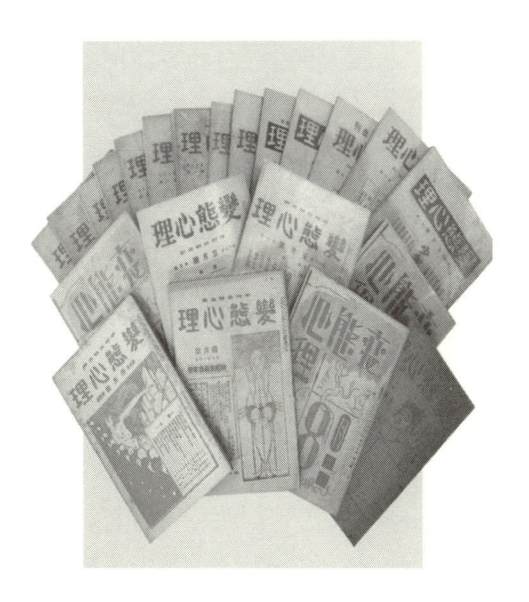

図6-4　「変態心理」

95

森田正馬との出会い——変態心理主幹、民間療法家として活躍

　1917年(大正6年)5月18日、36歳の中村古峡は、かねてから構想していた日本精神医学会を品川御殿山に創立した。また同時に、神経質および神経衰弱、その他の神経性諸疾患の治療を目的とした診療所も開設した(図6-3)。同年10月には、学会誌として月刊「変態心理」を発刊している(図6-4)。

　日本精神医学会の創立にあたって、古峡は次のように述べている。

> 　私は専らと精神病学と催眠心理学の学理学的実際的両方面の研究に打ち込み、更に東西先哲の遺稿に精神療法の蹟を尋ね、これを自分にも行い、他人にも試した結果、幸いに私の健康も回復し、また少なからず世人の難症をも治すことができた。……そこで私は精神医学の健全なる発達をはかるために、日本精神医学会なる一学会を組織することにしました。

　文学仲間の斉藤茂吉と菅原教道に森田正馬を紹介されたのは、1917年6月16日のことである。

　当時43歳の森田は古峡の社会精神医学的な活動に賛同し、「変態心理」にも、1917年の創刊号から25年まで、ほぼ毎月寄稿している。当時は森田も古峡とともに神経衰弱者や健康者に催眠術を施しており、それをきっかけに交流が深まっていったのである。また、二人が神経衰弱に対する催眠療法の限界を感じ、もっと積極的で、根治的な治療法が必要であると認識したのも、この時期だと考えられる。

　1918年4月、森田は古峡主催の日本精神医学会の評議員に選出され、本学会の研究会として「変態心理学講習会」が開催されることになった。同年8月18日には根岸病院でその第2回が開催され、その内容が『変態心理講話集』第一編に「精神病の概念」として掲載されている。そのほか、

本学会主催で「催眠心理学実技講習会」を開催するようになった。森田療法の骨子は、このような状況のなかで具体的に固まってきたようであるが、実のところ、「精神病の概念」にも、そうしたことは書かれていない。

森田療法はどのように発表されたか

　1919年（大正8年）4月12日、森田は神経症者の自宅治療をはじめた（この年には、巣鴨病院の松永看護婦を含む18人の入院を受け入れた）。また赤面恐怖（根岸氏、20歳）の治療にも成功した。

　同年の秋には、「神経質の療法」（成医会前橋支部）、「精神療法」（成医会上田支部）、「赤面恐怖」（成医会総会）、「臥褥療法」（成医会埼玉支部）の講演で、森田療法の術式とその症例を初めて発表している。しかし、この時点ではまだ森田療法の詳細は完成していない。森田は1920年に3ヶ月にわたって生死をさまよう大病をするが、その後急速に詳細ができあがったといわれている。

　1920年、古峡の依頼で「神経質及精神衰弱症の療法」の執筆に着手し、翌21年1月に書き終える。そのなかで森田は、現在の森田療法の術式を発表している（「第8章　神経質の療法」の「5　神経質に対する余の特殊療法」）。また16例の「赤面恐怖の例」も示し、同じ症例の詳細を同年の「変態心理」2月号に掲載している。

「神経質及精神衰弱症の療法」が好評だったため、続いて森田は「変態心理」に「精神療法講義」を連載することになった。古峡はこの時期に、日本精神医学会の部会として日本変態心理学会を創立しているが、翌年1月、会員に非売品としてその『精神療法講義』を配布している。しかしそのなかには、なぜか森田療法である「神経質に対する余の特殊療法」が記載されていない。

　いずれにしても、「神経質及精神衰弱症の療法」と『精神療法講義』の2冊が原点となり、同年森田は「神経衰弱症ノ本態」、「神経質ノ療法」と

いう論文を「神経学雑誌」20巻7号に発表することになる。森田は、術式について具体的に記述したこれら2本の論文をまとめて、学位論文「神経質ノ本態及ビ療法」を執筆し、呉教授在職25年記念文集に掲載している。

これまで見てきたように、森田療法の骨子は、1917年に古峡と出会い、「変態心理」に積極的に寄稿したり、講習会での講演などで社会精神医学的な活動を行ったりしていた約1年の間に、急速にできあがったようである。

1919年、森田は自宅を開放して神経症者と同居し、臨床経験と治療成績によって森田理論の確立と森田療法の正当性を証明した。そして、古峡の依頼で執筆した「神経質及神経衰弱症の療法」によって、その全貌を世に向けてあらわにしたのである。

変態心理学研究所の開設

1922年（大正11年）3月、古峡は日本精神医学会の診療所に隣接した家屋4棟を購入し、変態心理学実験所を開設した。また、従来の診療所を拡張して、森田を顧問として入院治療を開始した。古峡はまだ医師ではなかったが、森田の指導のもと森田療法を実践していたと思われる。しかし翌年9月の関東大震災のため、やむなく病棟は閉鎖され、外来のみとなった。

1923年に古峡は、森田を顧問として笹塚に新病院を設立しようとした。すでに警視庁の許可をとり、図面もできていたが、地主が最終的に土地の売却を拒否したため実現はならなかった。

その一方で、古峡は「変態心理」をはじめ多数の出版活動も継続して行っていた。そのころ古峡が書いたものに『変態心理講義』があるが、これは現在の精神医学の教本にも匹敵するような、しっかりとした内容である。前述のように、古峡は東大卒の文学士であり、語学も堪能で翻訳本も何冊

か出している。精神医学知識は、相当のものであったと推察される。

　しかし、1925〜26年あたりから出版経営が悪化し、森田に支払う印税も困るようになる。そのころから森田との交流は疎遠となっていったようだ。だがこのことは古峡にとってむしろ転機となり、新たな目標をもつきっかけとなった。

中村古峡療養所の開設とその後の活動

　古峡は文学者の立場で精神医療活動を行うことの限界を知り、医師の資格をとるため、金子準二の助力を得て、1926年（昭和元年）4月に東京医学専門学校の3年に編入し、2年後に卒業した。

　そして1929年、古峡は千葉寺村に貸家8軒を借りて、森田療法の実践に取り組んだ。その後33年には、同じ千葉寺道修山に中村古峡療養所を開設した。図6-5は診療所の見取り図である。88床で3棟に分かれており、そのうち2棟（28床）はすべて個室で、講堂と雨天作業室を持つ、我が国最初の神経症専用の病室といわれている。残る60床が閉鎖病棟であったが、そのほとんどが二人部屋、三人部屋であった。

　なお、その病棟には詩人の中原中也が入院し、「小田の水沈む夕陽にきららめくきららめきつつ沈みゆくなり」など、いくつかの詩をつくっている。2000年には中也の入院中の日記が発見され、それに古峡が赤字でコメントを書いていることがわかった。古峡による森田療法の実践の証拠ともなる貴重な資料である。

　古峡はここでの診療実践をまとめて、1930年に『神経衰弱はどうすれば全治するか』を出版している。57例の強迫神経症の症例を呈示し、その治療経過を詳細に記載したものである。32年には『ヒステリーの療法』、翌33年には『神経衰弱と強迫観念の全治者体験録』を相次いで出版した。そこに記載されている24例の代表的な症例は、29年から32年の間に中村

図6-5 千葉寺の中村古峽療養所の見取り図

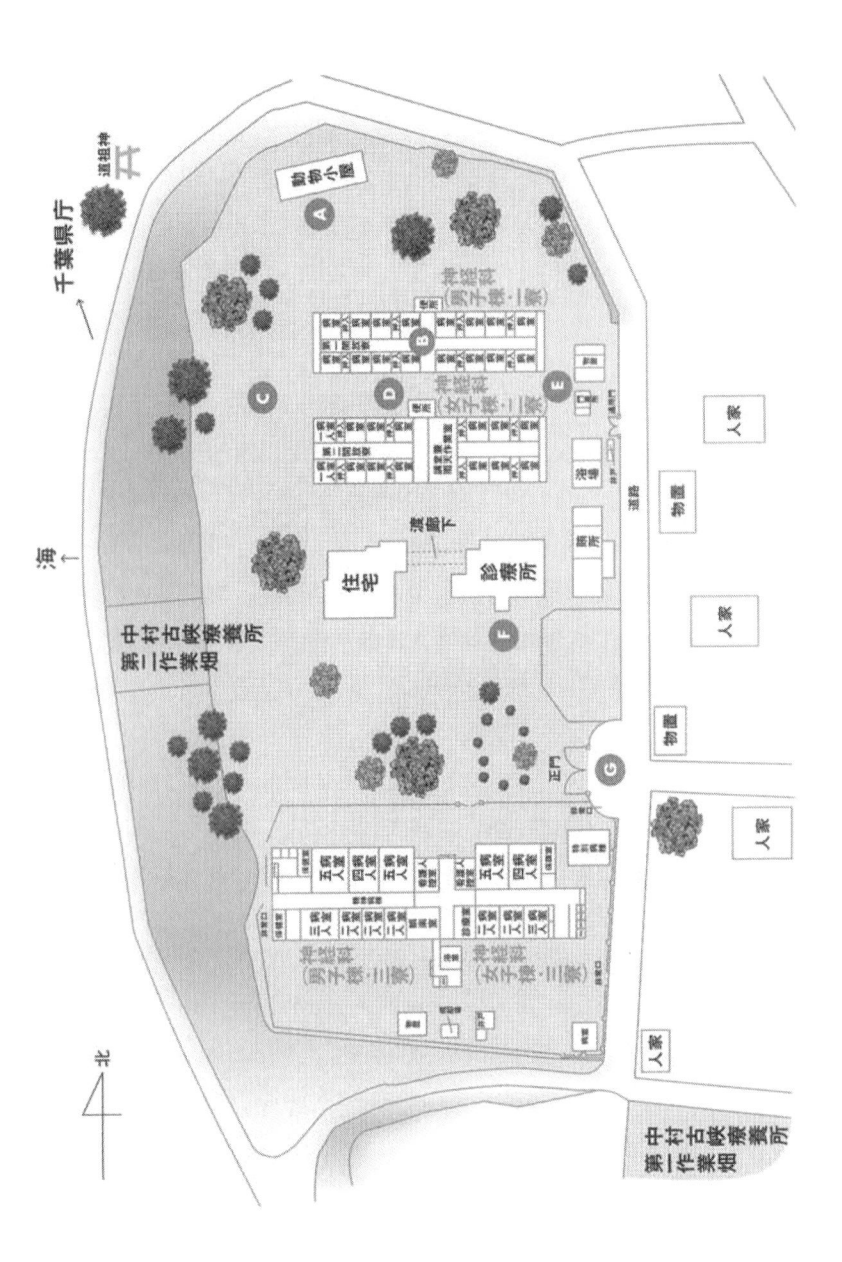

*中原中也記念館企画展パンフレット「丘のときめき——中村古峽と中原中也」9頁より引用

古峡療養所で治療をした約200名の療養者から選んだものである。

　図6-6は古峡が使用した日記指導用ノートで、ここでは作業日誌と感想日誌となっている。図6-7は、治療における作業についてまとめた「作業の心得十二則」である。誰にでも理解できるように平易な表現で説明してあるのが特徴である。ここでわかるのは、古峡が実践した森田療法は、作業に重きを置いた形で展開、発展していったことである。

　1949年には、それまで実践してきた神経症への森田療法をまとめた『作業療法の指導とその治療的効果』を発表しているが、これが古峡の遺著となった。本書は、古峡が41年12月に名古屋大学精神科に学位論文として提出していた「精神病質者に実験的に施したる諸種作業の治療的効果」に、過去20年以上にわたって実施してきた「作業療法の指導指針」を増補して編集されたものである。精神療法の起源に触れ、精神療法における作業療法の位置、指導指針、治癒過程などを、神経症者のみならず、躁うつ病、統合失調症、精神発育遅滞、人格障害者などについても言及し、その有用性について詳述している。

　この本のなかで、古峡は原法の森田療法の問題点を指摘している。森田療法では、治療期間を以下の4期に分けて、それぞれ3日から1週間としている。

　第1期　絶対臥褥
　第2期　徐々に軽き作業
　第3期　やや重き身体的精神的労作
　第4期　不規則生活による訓練

それに対して古峡は「四週間で治癒の域まで到達し得るものは、症状の比較的単純な神経質者のみである。多くはその期間では治療効果は収め難い。そのため余の診療所では療養期間は最初より八週間と定め、これを次

今学秀のため現在使用してゐる療養日誌の雛型を此處に掲載することにする。

作業日誌 中村古峡療養所撰

昭和　年　月　日　(作業節)　晴雨　日　發　風　寒暖　姓　名
前夜の睡眠状態（安眠、漫眠、不眠、寝付悪、多夢）
本日起床時　時　分　今週測定の體重　（前週より　増減）

時間	作業の種類	作業時間
朝食前		
午前		
午後		
夜間		
總指		

左記の問に「然」「否」とで答へ（て下さい）

① 今日の作業で何か心も目覺し（定刻必ず三問に答へて下さい）
② 目と遊んで作業に出たか
③ 自分で作業が見付かつたか
④ 作業に興味を感じたか
⑤ 心の整理に作業が光立つたか
⑥ 雑念に悩みながら作業をしたか
⑦ 作業中強迫観念が出たか
⑧ 作業中非凡作業が出来ると思はないか
⑨ 今日の作業で器に疲勞を感じたか
⑩ 他人の思惑が氣にかからないか
⑪ 他人から非難されてゐると思はないか
⑫ 自分の病氣が治りにくいと思ふか

療養生活に大切な標語
* 作業と非作業の心なきも
すべてに過激性を去れ
* 拾身になつて恐怖に飛込め
短所を忘さず夢袋にもなれ
不平は愚者の大敵なり
一日一日を一生と思へ
* 眼前の事物乃作業の種
有るがままにして感謝せよ

感想日誌 中村古峡療養所撰

日誌は必ず其の日のうちに書くこと。
作業日誌は正直に書くこと。
（感想は或べく詳細に書くこと。感想なきときは書くに及ばず）
（良くなつたと思ふ症状）
（まだ良くならない症状）

図6-6　古峡使用の日記指導用ノート

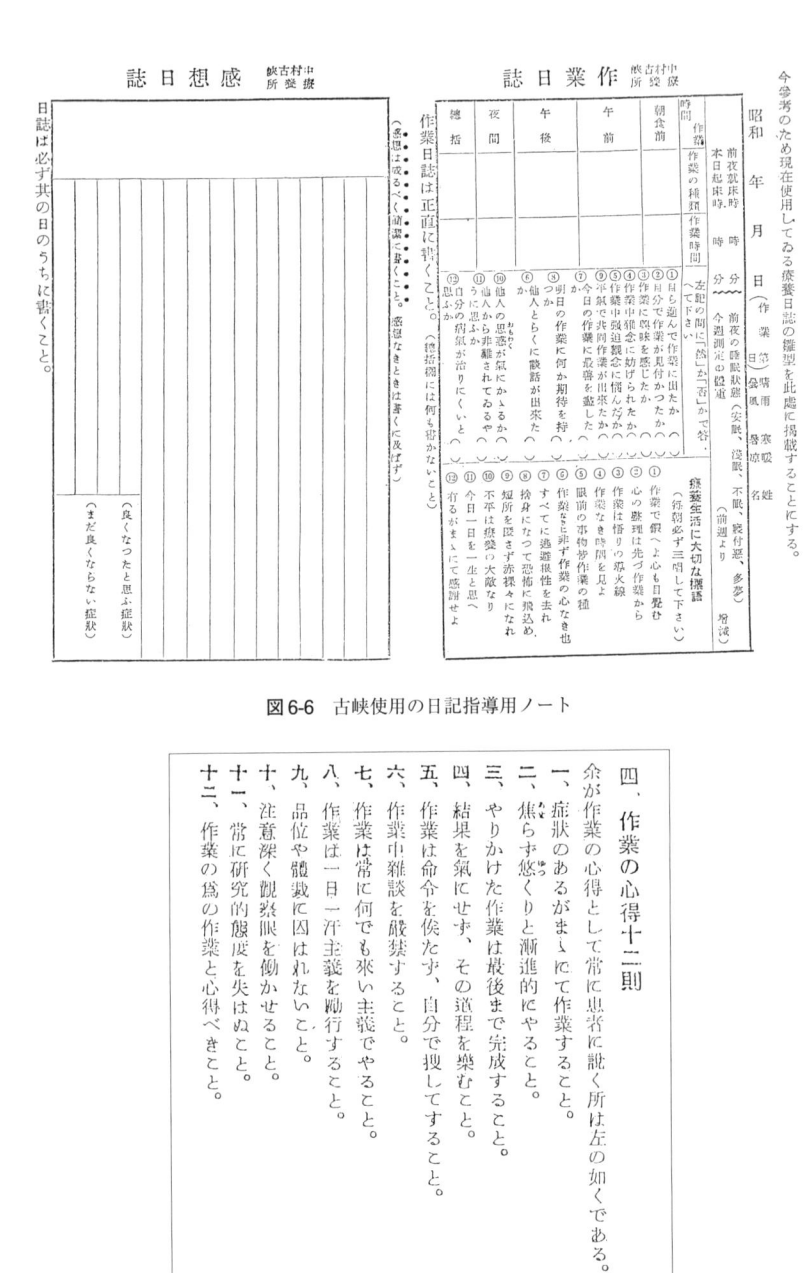

四、作業の心得十二則

余が作業の心得として常に患者に説く所は左の如くである。

一、症状のあるがままにて作業すること。
二、焦らず悠くりと漸進的にやること。
三、やりかけた作業は最後まで完成すること。
四、結果を氣にせず、その道程を樂むこと。
五、作業は命令を俟たず、自分で捜してすること。
六、作業中雜談を嚴慎すること。
七、作業は常に何でも來い主義でやること。
八、作業は一日一汗主義を勵行すること。
九、品位や體裁に囚はれないこと。
十、注意深く觀察眼を働かせること。
十一、常に研究的態度を失はぬこと。
十二、作業の爲の作業と心得べきこと。

図6-7　作業の心得十二則

のごとく区分している」とした。

1　臥褥安静期（1週間）
2　基礎訓練期（2週間）
3　正規訓練期（4週間）
4　自治訓練期（1週間）

　この治療期間は現在の森田療法に近いものである。しかし、古峡が実践した森田療法は、著書の題名からもわかるように、作業療法として展開したものである。入院形式や理論の根底には、当然共通点はあるが、最終的には違った形で実践されたことになる。
　中村古峡は、1952年（昭和27年）9月14日、71歳で亡くなった。
　ここまでは古峡の足跡を足早に見てきたが、次では、それをもとに森田理論が森田療法として世に出される過程を検証する。

森田に出会うまでの活動

　京都で知り合い、その後上京してからも面倒を見てくれた文学者の杉村楚人冠は、古峡の小説『殻』の序文に、中村家がいかに貧困に喘いでいたかを克明に記している。

　　彼が身ひとつに背負った苦労の数々、余所の見る目も気の毒な
　　ものであった。その上、彼は脚気を病んだり、咽頭を痛めたり、
　　蛔虫をわかしたり、年が年中薬餌としたしまぬことがなかった。
　　また弟は病気（精神分裂病）となり……

　楚人冠の文章からは、貧しさのどん底にあった中村家の大黒柱でありながら、神経衰弱を患っていた古峡にとって、その症状がどれほど人生に大

きく横たわっていたかが読み取れる。その経験が「私はここまでにおいて、益々今日の物質医学だけでは、人間の疾病、特に精神的疾患を治癒するには不完全であること深く悟った」と、すでにこの時点で、古峡の物質療法に代わる何らかの精神療法の必要性を訴えている。この後古峡は、日本精神医学会を創立し、積極的に行動に出る。

森田も同じころ、神経衰弱に対してさまざまな物質療法や催眠療法などを実施していたが、それらの手法に限界を感じ、のちの森田神経質やその不安のメカニズム（いわゆる森田理論）を試行錯誤しながら実証しようとした。しかし、西洋医学の導入がますます盛んになっていた時代である。後ろ向きと思われがちの民間療法的色彩をもつ森田理論には、世に出るために背中を押してくれるエネルギーが今ひとつ欠けていたように思われる。

出会いの意義

二人の出会いは、偶然というより必然的なものだった。古峡の積極的な精神衛生活動は、森田理論にエネルギーを吹き込んだ。前述したとおり、森田は日本精神医学会の評議員となり、学会誌である「変態心理」への寄稿は1917年から25年まで続き、その量は膨大なものになった。これは森田にとって大きな機会であった。まだ未成熟な理論であった時期に、自由に執筆できる場があったことにより、それまでの森田の考えが加速度的にまとまったと思われるからだ。事実、19年からの自宅治療の開始は、森田のそれまでの行動や立場から考えると、実に積極的な行動に見える。医者ではないにもかかわらず情熱的に活動する古峡の姿は、森田にとって大きな刺激となったはずである。

このようにして森田理論から具体的な森田療法が完成していったと考えられる。言い換えれば、森田にとって古峡との出会いとは、神経症に対する物質療法によらない根治療法の必要性を共有し、さらに確信する機会になったのである。

当時はドイツ医学の最盛期で、原因論に基づく身体医学が導入され、開花していった時代である。森田療法は、その独創性と非物質療法という特徴のせいで、医学界では受け入れられがたい面があった。よって、民間人である古峡の主催する日本精神医学会でその術式を発表できたのは、幸運であったといえるかもしれない。とくに1917年以来、毎月連載していた「変態心理」は慣れ親しんだ舞台でもあり、森田の筆の勢いもさらに加速していったのではないだろうか。
　森田は、森田理論を発展させて森田療法を完成させるにあたって、古峡からさらなるエネルギーの源を得たといえるだろう。

　古峡の情熱はとどまることを知らなかった。文学者の立場で精神医療活動を行うことの限界から、やがて古峡は自ら医師となって森田療法の実践に取り組んでいったのである。残された診療実践記録は、当時の精神医療の実体を詳細に伝える重要なものである。また、最終的に古峡による森田療法の展開が作業療法として根づいていったのは、森田と古峡の活躍の舞台が、それぞれ大学と民間病院と異なっていたことも影響していたかもしれない。
　森田療法の理論と様式を守って、森田の死後も多くの患者の治療にあたった古峡の精神医療に対する情熱と迫力は、森田にその独創的な療法を成立させるためのエネルギーを奮い立たせただけでなく、昭和初期の精神医療に大いに貢献したことは間違いない。

第2節　森田療法の成立──井上円了の果たした役割

　森田療法の成立に、哲学者である井上円了の『妖怪学講義』や『心理療法』が大きな影響を及ぼしているという説明は、円了の研究家でもある板倉聖宣や恩田彰らの解説書に見られる。その内容は、森田療法研究家であ

った慈恵医大の野村章恒による『森田正馬評伝』での記載が主な根拠となっている。そのわりに、現在の森田療法の研究者にこのことはあまり知られていない。

円了は心理療法にとどまらず、精神医学の基礎に関して多大な業績を残している。しかし医学者ではなく哲学者であり、また後年の活動領域が主に学校教育や社会教育に移っていったため、その偉大な業績が紹介されることは今まであまりなかった。

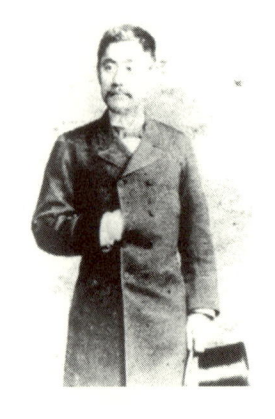

図6-8 45歳ごろの井上円了

ここでは、森田正馬が中学高校時代、また巣鴨、根岸病院時代にわたって愛読したといわれる、井上円了の『哲学一夕話』(1886年)、『心理摘要』(87年・図6-9)、『妖怪学講義』(96年)、『心理療法』(1904年・図6-10)が、森田療法成立の過程にどのように関わっているかを見る。図6-8は、1903年の2回目のヨーロッパ視察時に撮った、円了が45歳ごろの写真である。

森田療法の成立過程については第5章ですでに述べたが、ここでは森田療法の骨子、理論に深く影響している井上円了の関係を軸にして、もう一度それを論じる（表6-1）。

神経質性格の形成（第Ⅰ期その１）

何度も記述しているが、森田が迷信にとらわれるようになったのは、金剛寺の地獄絵を見たことだけが原因ではないようである。おそらく生育環境にもうひとつの要因があった。それは「犬神憑き」という土佐の根強い土俗信仰である。円了の『妖怪学講義』は犬神憑きについて、次のように記載している。

第6章　森田療法を支えた人々

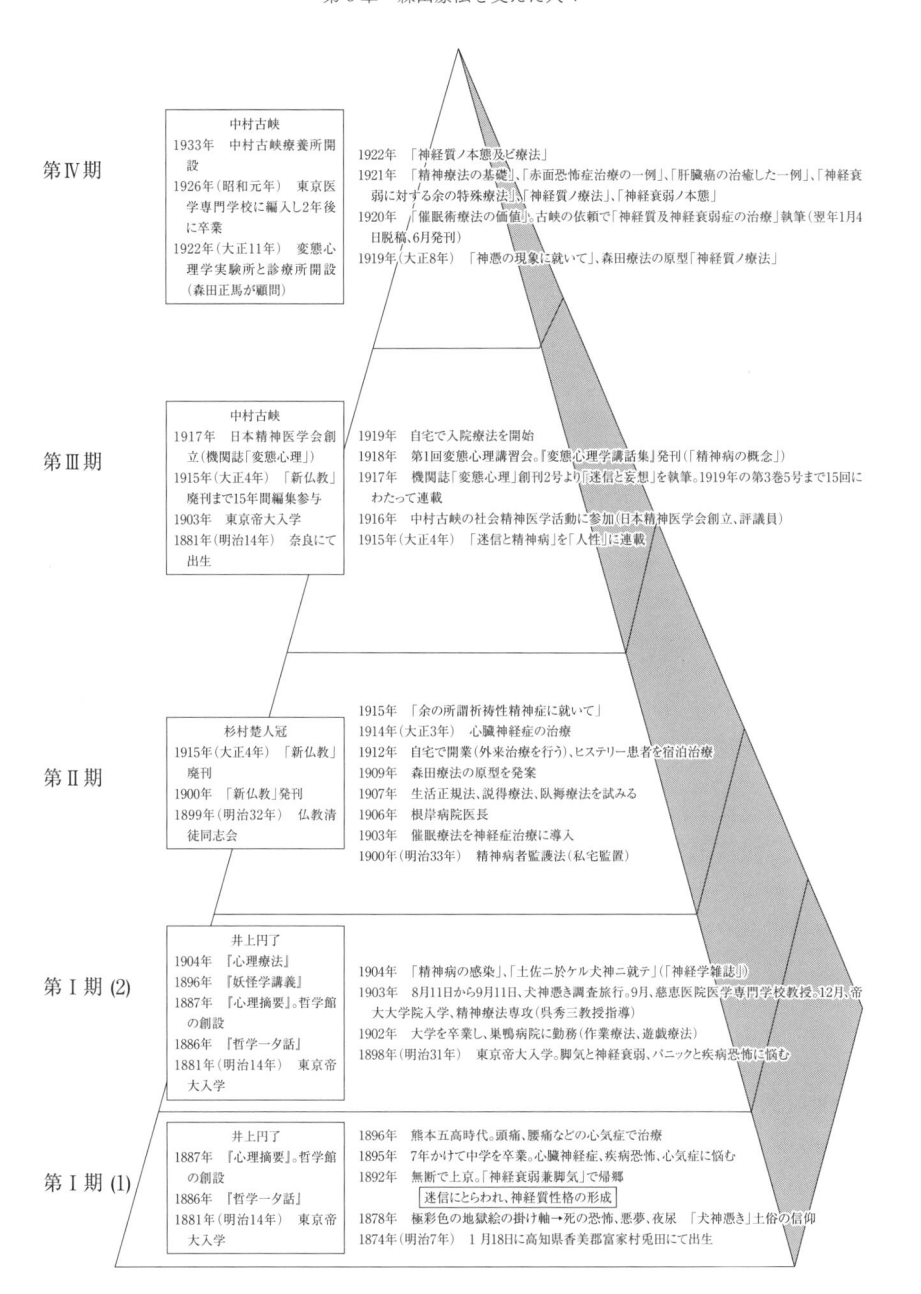

期	人物・事項	年表
第Ⅳ期	中村古峡 1933年　中村古峡療養所開設 1926年（昭和元年）　東京医学専門学校に編入し2年後に卒業 1922年（大正11年）　変態心理学実験所と診療所開設（森田正馬が顧問）	1922年　「神経質ノ本態及ビ療法」 1921年　「精神療法の基礎」、「赤面恐怖症治療の一例」、「肝臓癌の治癒した一例」、「神経衰弱に対する余の特殊療法」、「神経質ノ療法」、「神経衰弱ノ本態」 1920年　「催眠術療法の価値」。古峡の依頼で「神経質及神経衰弱症の治療」執筆（翌年1月4日脱稿、6月発刊） 1919年（大正8年）　「神悪の現象に就いて」、森田療法の原型「神経質ノ療法」
第Ⅲ期	中村古峡 1917年　日本精神医学会創立（機関誌「変態心理」） 1915年（大正4年）　「新仏教」廃刊まで15年間編集参与 1903年　東京帝大入学 1881年（明治14年）　奈良にて出生	1919年　自宅で入院療法を開始 1918年　第1回変態心理講習会。『変態心理学講話集』発刊（「精神病の概念」） 1917年　機関誌「変態心理」創刊2号より「迷信と妄想」を執筆。1919年の第3巻5号まで15回にわたって連載 1916年　中村古峡の社会精神医学活動に参加（日本精神医学会創立、評議員） 1915年（大正4年）　「迷信と精神病」を「人性」に連載
第Ⅱ期	杉村楚人冠 1915年（大正4年）　「新仏教」廃刊 1900年　「新仏教」発刊 1899年（明治32年）　仏教清徒同志会	1915年　「余の所謂祈祷性精神症に就いて」 1914年（大正3年）　心臓神経症の治療 1912年　自宅で開業（外来治療を行う）、ヒステリー患者を宿泊治療 1909年　森田療法の原型を発案 1907年　生活正規法、説得療法、臥褥療法を試みる 1906年　根岸病院医長 1903年　催眠療法を神経症治療に導入 1900年（明治33年）　精神病者監護法（私宅監置）
第Ⅰ期(2)	井上円了 1904年　『心理療法』 1896年　『妖怪学講義』 1887年　『心理摘要』。哲学館の創設 1886年　『哲学一夕話』 1881年（明治14年）　東京帝大入学	1904年　「精神病の感染」、「土佐ニ於ケル犬神ニ就テ」（「神経学雑誌」） 1903年　8月11日から9月11日、犬神憑き調査旅行。9月、慈恵医院医学専門学校教授。12月、帝大大学院入学、精神療法専攻（呉秀三教授指導） 1902年　大学を卒業し、巣鴨病院に勤務（作業療法、遊戯療法） 1898年（明治31年）　東京帝大入学。脚気と神経衰弱、パニックと疾病恐怖に悩む
第Ⅰ期(1)	井上円了 1887年　『心理摘要』。哲学館の創設 1886年　『哲学一夕話』 1881年（明治14年）　東京帝大入学	1896年　熊本五高時代。頭痛、腰痛などの心気症で治療 1895年　7年かけて中学を卒業。心臓神経症、疾病恐怖、心気症に悩む 1892年　無断で上京。「神経衰弱兼脚気」で帰郷 迷信にとらわれ、神経質性格の形成 1878年　極彩色の地獄絵の掛け軸→死の恐怖、悪夢、夜尿　「犬神憑き」土俗の信仰 1874年（明治7年）　1月18日に高知県香美郡富家村兎田にて出生

表6-1　森田療法の成立過程

犬神持ちの家の箪笥、床下などにいる犬神に憑かれると胸痛、手足のけいれん、また犬のように吠えたりする。犬神は、その子孫にも追って離れることなく、その家系との婚縁を交わることできず、社交上孤立の境遇に陥る。

　森田は中学を卒業するまでに7年かかっている。心臓神経症（パニック障害）、疾病恐怖、心気症に悩まされていたのが原因であった。その間に親に無断で上京して、医者に診てもらい、「神経衰弱兼脚気」という診断を受けている。森田が学業より「広く雑学を読み、心理、論理、哲学書を好んで読んだ」（森田日記）のもそのころで、円了の著作もそこに含まれていたといわれている。

　森田はまた、熊本五高時代の1896年（明治29年）に、頭痛、腰痛などの心気症で治療を受けている。『妖怪学講義』が刊行されたのはちょうどこの年である。この本は、全国に見られる犬神や狐憑きなどの数々の迷信、邪教などをとりあげ、自然科学や心理学によってそれらを解説したものである。易者になるのではないかと心配されていたほど迷信にとらわれていた森田は、円了の本のおかげで、その「とらわれ」からは解放された。

　しかし、脚気と神経衰弱（心臓脚気、パニック発作と疾病恐怖）には、大学に入ってからも悩まされ続ける。症状からは解放されなかった。すでに述べたが、森田は理論的な解釈と症状の消失とは別であることを身をもって体験したことを再度強調しておきたい。

神経質性格との決別に必要だったこと（第Ⅰ期その2）

① 心理療法と生理療法

　1904年（明治37年）には、円了が最も円熟した時期に書かれた名著『心理療法』が発刊されている。森田が熟読し、生涯を通じて参考にしたものである。『妖怪学講義』の医学部門で、すでに心理療法の体系が明ら

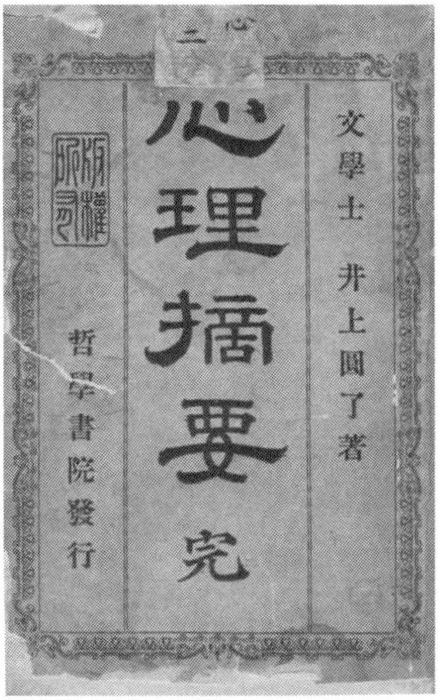

第6章 森田療法を支えた人々

図6-9 『心理摘要』(1887年) 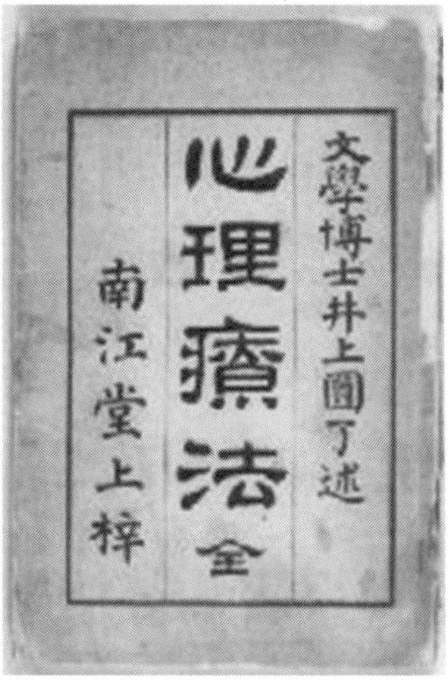　　図6-10 『心理療法』(1904年)

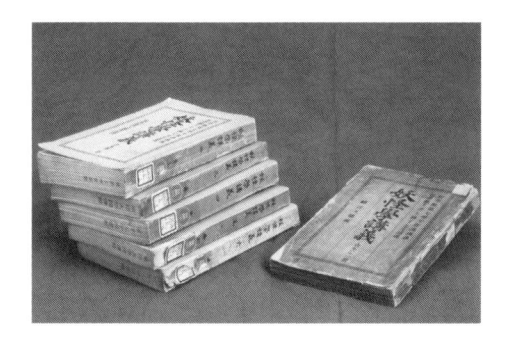

図6-11 『妖怪学講義』(1896年)

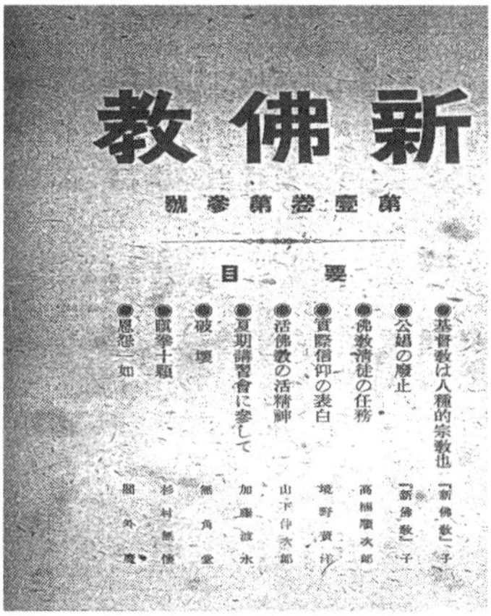

図6-12 仏教清徒同志会の機関誌「新仏教」

かにされているが、『心理療法』では、治療法として積極的に打ち出されている。一節を引用すると、「一切の疾患は、心身相関の上に現れるが、その原因は身体から生じるものと心から生じるものがある。……身体からの治療を生理療法、心のほうからの治療を『心的療法』、『心理療法』という……」。心理療法の我が国最初の名付け親ともいえる。また心身相関の考え方も指摘しているが、時代を考えると驚異的な功績であるだろう。

② 自療法と他療法

表6-2は円了が提唱した心理療法の分類である。円了は、心理療法には「自療法」と「他療法」があるとした。そのほか、療法のなかに催眠法を挙げていることも注目すべきである。

③ 信仰法と観察法

自療法は「信仰法」と「観察法」に分けられる。信仰法にはさらに「自信法」と「他信法」があると述べている。自信法とは、自らこの病気は治ると信じることとしている。他信法とは、神仏を信じることで病気が治ると信じるものと述べている。

④ 自観法と他観法

円了の最も偉大な業績のひとつが、観察法の分類である。具体的には、観察法には「自観法」と「他観法」があるとしている。自観法は自己が体験する事実を観察する方法で、さらに「思想（人為）的自観法」と「自然的自観法」に分けられる。思想的自観法とは、「自己の心を反省して種々の観念を作るが、自己の心を統制していく」もので、自然的自観法とは、「人の生死や疾患は、人間の力ではどうにもならないものと悟り、自然に、任せる」方法である。

円了のいう自然療法、とくに自然的自観法の考え方には、森田療法の「あるがまま」に受容するという考え方と共通するものがあることがわか

第6章　森田療法を支えた人々

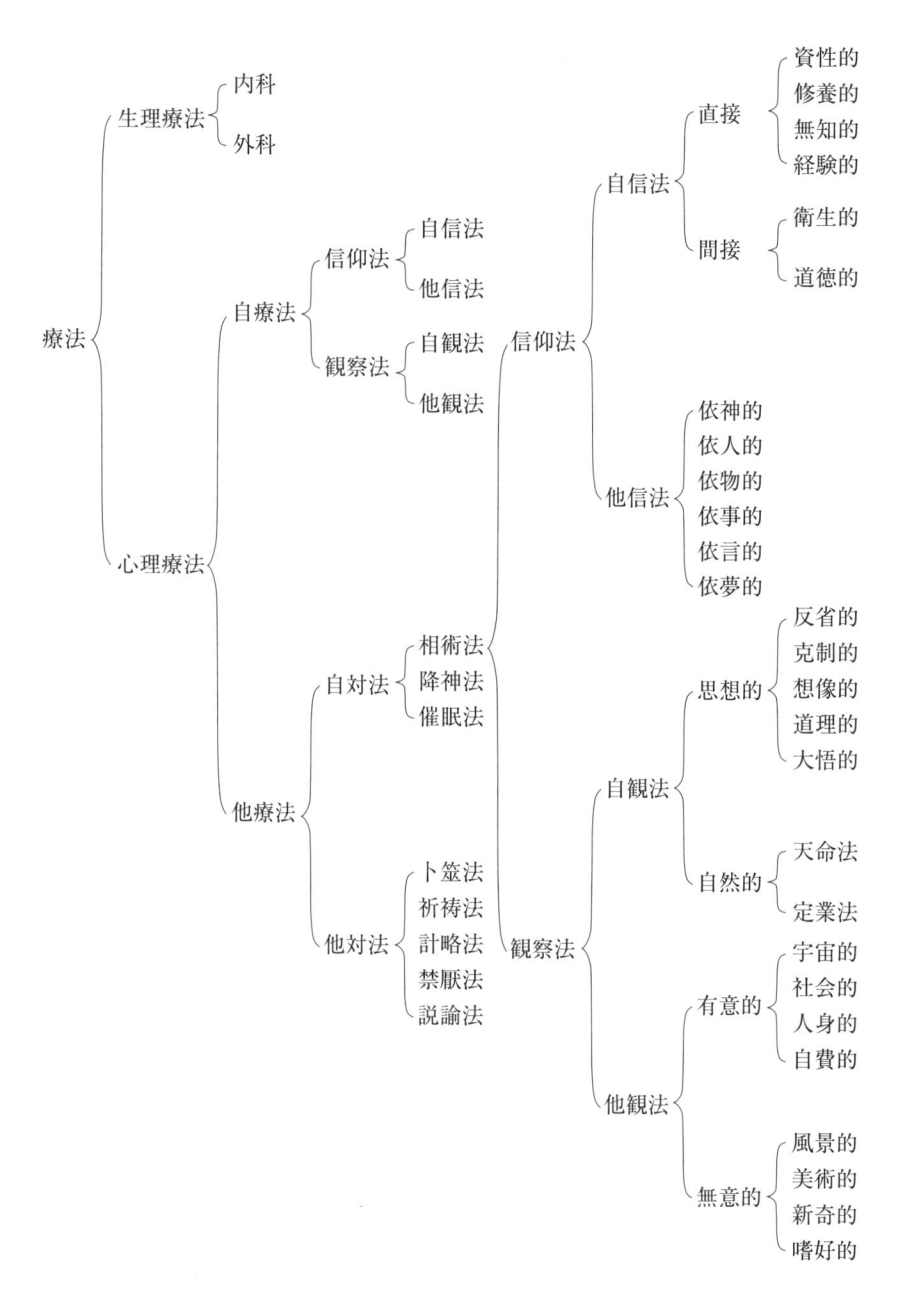

- 療法
  - 生理療法
    - 内科
    - 外科
  - 心理療法
    - 自療法
      - 信仰法
        - 自信法
        - 他信法
      - 観察法
        - 自観法
        - 他観法
    - 他療法
      - 自対法
        - 相術法
        - 降神法
        - 催眠法
      - 他対法
        - 卜筮法
        - 祈祷法
        - 計略法
        - 禁厭法
        - 説諭法
    - 信仰法
      - 自信法
        - 直接
          - 資性的
          - 修養的
          - 無知的
          - 経験的
        - 間接
          - 衛生的
          - 道徳的
      - 他信法
        - 依神的
        - 依人的
        - 依物的
        - 依事的
        - 依言的
        - 依夢的
    - 観察法
      - 自観法
        - 思想的
          - 反省的
          - 克制的
          - 想像的
          - 道理的
          - 大悟的
        - 自然的
          - 天命法
          - 定業法
      - 他観法
        - 有意的
          - 宇宙的
          - 社会的
          - 人身的
          - 自費的
        - 無意的
          - 風景的
          - 美術的
          - 新奇的
          - 嗜好的

表 6-2　井上円了が提唱した心理療法の分類

る。またこれは、森田療法のみならず、内観療法の源流を思わせる記載でもある。このように、のちに森田が考案することになる独自の精神療法の基盤が認められるが、この時点ではまだ、その森田療法の原案があったわけではない。

森田は、犬神憑きが精神医学的に重要な研究対象であることを『妖怪学講義』によって知った。また、同じく円了の著作である『心理療法』を基盤にして、18年後の1922年（大正11年）に、森田生涯のゴールである「神経質ノ本態及ビ療法」と『精神療法講義』が完成する。これらの森田の著作の引用文献には、円了の本が含まれている。

こうして見てみると、「祈祷性精神症（病）」から「森田療法成立」に至る長い間、森田は一貫して円了から大きな影響を受けていたことがわかる。

催眠療法に熱中し、醒めていく10年間の意義（第Ⅱ期）

① 人道主義の社会精神医学の誕生──井上円了の果たした役割

井上円了は1858年（安政5年）に新潟で真宗大谷派慈光寺の長男として生まれた。円了は新潟学校第一分校（旧長岡洋学校）で学び、1877年（明治10年）、19歳のときに教団の次世代を担う人材を養成するために、京都東本願寺の教師学校に推薦され入学した。同年に東京帝国大学が設立され、東本願寺は国内留学生として、円了に東京帝大入学を命じた。しかし当時東大ではすべて授業は英語で行われていたため、3年間予備校で英語を学び、改めて81年に文学部哲学科のただ一人の新入生として入学した。そこで東洋哲学、インド哲学、また円了が最も興味をもった西洋哲学に触れ、彼は「洋の東西を問わず、真理は哲学にあり」という新たな確信に到達するのである。

在学中に友人と哲学研究会をつくり、1884年には、井上哲治郎や有賀長雄らとともに哲学会を発足させる。当時、世襲制の真宗教団では長男が住職を継ぐのが決まりであったにもかかわらず、東大哲学科を卒業後「諸

学の基礎は哲学にあり」という信念のもとに、87年、29歳の若さで東洋大学の前身である哲学館を創立した。

　それに前後して「不思議研究会」、「妖怪研究会」（1890年）を発足。そのころ出版された『哲学一夕話』や『心理摘要』は、当時18歳であった森田正馬をはじめ、医学、心理学、哲学を志す多くの人々を啓発し、目を開かせたという。

　1896年（明治29年）には、哲学館開講以来もっとも力を入れていた妖怪学講義録をまとめ、『妖怪学講義』を出版した（図6-11）。妖怪学と聞くと今では突飛な印象を受けるが、円了によると「当時の世の中にはびこる妖怪、迷信を取り除く必要から、一見、特殊で珍しい、また異常な現象を、自然科学や心理学を通して研究する」ものであった。そのために全国巡講を経て、迷信打破のため地方に伝わる天狗、犬神、予言、妖怪などを調べた。そのことで後に「妖怪博士」の異名をとることになったのである。
『妖怪学講義』は、総論、医学、哲学、心理学、宗教学など8部門に分けられており、当時としてはかなり学問的に整理されているのには驚かされる。医学部門では精神病を、心理学部門では夢、憑依、狐憑きなどを扱っている。また円了は、すでにこのなかで心理療法の意義と必要性を強調し、心理療法のひとつとして、禅が心を広く大きくするのに役立つと述べている。こうした理念に基づいて円了が活動したのは、1887年から97年ごろにかけてのことであったが、その集大成として1904年に『心理療法』をまとめたのである。

　円了が、東洋大学哲学科の講義に、当初より心理学、医学講座を導入していたのも驚きの事実である。また森田は、呉秀三教授の紹介で1924年から28年まで、教育病理学、生理学、衛生学の教授として同大学に関わっている。

　前述した中村古峡は、円了の理念を受け継いだ人物である。古峡についてはすでに詳しく見てきたが、円了の功績を深く理解するのに役立つので、先に触れられなかった点も含めて、ここでもう一度おさらいをしておく。

父親は神官であったが、古峡は子供のころから浄土真宗のお寺に行き、「坊さん」になりたかったという。京都で杉村楚人冠と出会い、上京後、その楚人冠と、井上円了の弟子である境野黄洋、高島米峰らが1899年に結成していた仏教清徒同志会に参加し、雑誌「新仏教」の創刊、編集に深く関わった（図6-12）。「新仏教」の活動は、「一切の迷信の打破」を期して、近代的、合理的姿勢を貫くものであった。古峡はここで、旧習、迷信、邪教に、科学という光をあてることで、それらを徹底的に排除するという綱領を学んだ。円了は創刊号に祝辞を寄せている。

　この「新仏教」が1915年に廃刊となる。古峡は、それを継続するかのように17年に日本精神医学会を組織し、「変態心理」を創刊した。賛助者として井上円了、杉村楚人冠、森田正馬、境野黄洋、井上哲治郎、佐藤政治がいることに注目したい。この活動の目的は、「一切の迷信と妄想の打破」と「自由研究」であり、当時勢力を拡大していた「大本教」をはじめとする邪教の撲滅を試み、催眠術から展開したオカルトや超常現象研究を批判した。「変態心理」の果たす役割は非常に大きく、異常心理学の立場で、より科学的な研究発表をする舞台として重要であった。

森田療法を世に出す前の覚悟——催眠療法の限界・放棄（第Ⅲ期）

①「変態心理」に見る森田療法成立への道

　中村古峡が邪教、迷信打破のために日本精神医学会を設立する前年の1916年（大正5年）に、森田は古峡に出会う。先にも見たように、古峡の社会精神医学的な活動に賛同した森田は、「新仏教」を受け継いだ学会誌「変態心理」に、第1巻第2号より「迷信と妄想」と題した論文を15回にわたり連載している。これは、以前「人性」に連載していた、森田理論の旗揚げ論文とも思える「迷信と精神病」の継続作ともいえる。

　森田にとって「変態心理」は自由に研究を発表できる恰好の舞台であった。1915年に「祈祷性精神症」の研究成果を発表していた森田であるが、

それにとどまらず、古峡とともに、当時蔓延していたオカルト、大本教、超心理学、心霊学の問題を抽出して、宗教精神医学を立ち上げたのである。この活動は、「一切の迷信の打破」のため全国を行脚した円了の志を受け継いだものといえる。

「変態心理」における15回の連載の内容は、1回目から5回目は「迷信と妄想」で、それ以後、6「妄想性痴呆」、7「好訴病――直訴狂」、8「宗教的妄想」、9「宗教的妄想（続）」、10「天理教祖と金光教祖」、11「迷信発生の内因」、12「迷信発生の外因」、13「迷信とは何ぞ」、14「迷信の弊害及び予防救済」、15「正信とは何ぞ」であり、自宅で入院療法をはじめ、森田療法が成立したといわれる1919年まで連載している。

こうした精力的な執筆活動によって、森田は催眠療法を完全に放棄し、それと決別することができた。同時に、森田理論の原型となる神経症の症状形成と術式の創案に導かれ、それを実証する勇気と自信を得たのである。このことは、1918年に根岸病院で行われた古峡主催の第1回変態心理講習会の講演をまとめた『変態心理学講話集』のなかにある「精神病の概念」にも見てとれる。ここで森田は、精神病の定義を明確にし、心身相関において腕の措抗筋が互いに調和して自然な動きをする喩えを用いて説明している。森田療法の骨子にある「自然な調和」が読みとれる著作である。

② 円了の全国巡講にみる森田療法の源流

催眠療法は、神経症の治療に使われたばかりでなく、透視、念写、心霊学といった方向にも発展していった。後者のような心理学研究が間違った展開をしないようにすることも、森田療法発表前に森田がしておくべきひとつの課題であった。だがこれはなかなか手ごわく、迷信の廃絶のようにはいかなかった。それが証拠に、森田療法は必ずしもすぐに受け入れられたわけではなかった。森田は当時、「迷信にとらわれる心」に対し、「あくまで事実に基づく科学としてとらえる自然（純）な心」を根源としたところを、森田理論の出発点とした。

後で詳しく述べるが、臨済宗、東福寺派の住職であった宇佐玄雄が森田療法を実践することで、禅宗の思想と共鳴しながら森田理論が成熟していった面は否定できない。偶然にも、円了は玄雄の父親である宇佐玄拙のもとに全国巡講の途上で訪れ（1910年）、「虚空是仏心」という横額を残している。

　こうして考えると、森田療法の誕生は「迷信と邪教の廃絶」、「科学的自由研究」という明治、大正時代の近代化によって後押しされていたという見方もできるだろう。しかし、明治維新後の西洋思想偏重のなかで、東洋思想の重要性を主張し、不安の病理を追求しようとしたのが森田療法なのである。

催眠療法との決別と、森田理論・森田療法の完成（第Ⅳ期）

　第Ⅳ期の説明はすでに述べているが、重要なところなので再度記述しておく。1917年（大正6年）から1年間、森田が「変態心理」に寄せるのは「迷信と妄想」関連に限定されていた。しかしそれが終了すると、19年6月の「神経質の話」を境にテーマが激変している。このなかで、犬神の例における憑依状態を、暗示による生理反応として再度説明しているのが印象的である。

　森田は迷信による「とらわれ」や「暗示」と、その象徴の「犬神」にこだわってきた。森田療法をまとめ、世に送り出すにあたり、「迷信」と「神経質、精神療法」の論文を交互に発表している。

　最終的に、祈祷師との類似性を疑われる「催眠療法」の位置づけを明確にする必要があった。それが1920年の「催眠術療法の価値」（「変態心理」第6巻第4号）である。この論文では真っ向から催眠療法を非難しているわけではない。「催眠療法は補助的治療法として用いるべきである」としている。森田療法に対する自信をうかがわせる表現である。以後は、長く催眠療法に熱中していたことに対して遠慮することなく、森田療法の論文

を作成していったのである。

　同年の「精神療法に対する着眼点について」を経由して、翌1921年、中村古峡依頼の「神経質及神経衰弱症の療法」が完成した。その翌年、呉教授在職25年記念文集で「神経質ノ本態及ビ療法」が世に出ることになったが、同時にやはり古峡依頼で『精神療法講義』を発刊した。森田療法に固執せず、森田の精神療法に対する総まとめのような余裕の見られる名著である。その昔円了が書いた『心理療法』を彷彿させるものがある。数少ない参考文献のなかには、燦然と「井上圓了、心理療法（明治三七年）」とある。この論文は1922（大正11年）のことであるので、いかに森田にとって、井上円了の存在が大きかったかがうかがい知れる。

「迷信・邪教の打破」への凄まじいエネルギーが意味するもの

① 明治という時代と「神話解放運動」

　井上円了が人生をかけて行った「迷信・邪教の打破」の信念は多くの人々に受け継がれたが、とりわけ森田正馬と中村古峡の活動には凄まじいまでのエネルギーがこめられていた。この壮絶なエネルギーの源に、もうひとつのエンジンが隠されているように思う。具体的には、伝統的な文化から急速に欧米化が進んでいった明治、大正時代において、日本人が置かれていた精神状況に関連があるように思える。

　杉村楚人冠ら仏教清徒同志会による「新仏教」の活動は、古来の仏教の重視と、欧化政策によって破壊される日本文化への回帰を目指すものであった。だがその一方で、彼らは「一切の迷信の打破」を期して、近代化、合理化も志した。一見矛盾するような2つの姿勢が同時に存在したのである。

　このあたりを議論するために、精神科医アンリ・エレンベルガーの神話解放運動論を用いて考えてみる。エレンベルガーの宗教病理学では、急激な外来文化が流入した地域においては、従来の固有文化発揚運動が民族運

動として出現する事例があることが紹介されている。このような自己文化の危機にあって、過去の自己固有文化を再生しようとする運動を総称して「神話解放運動」と呼んでいる。

　民族学者のジャン・ポワリエは、19世紀末にニューヘブリディーズ諸島で発生した宗教的民族運動であるカーゴ・カルト（いつの日か、現代文明の産物を満載した船や飛行機に乗って祖先たちが帰ってきて、労働の必要がなくなり、白人支配から自由になる日が訪れるという神話に基づく運動）に見られる共通点をとりあげ、その特徴を、(1)外来文化と自己文化の分離、(2)祖先に対する信頼、(3)新たな基礎のもとでの再建、(4)最大限の解放への激しい熱望、などとして紹介している。これに対しエレンベルガーは、こうした神話解放運動は、民族の同一性の危機にさらされた原住民が再び自己の神話を解放しようとする点において、また無意識の具現化として、ポジティブな側面をもっているが、一方で、その中身においては多分に自己破壊的、非現実的、非社会的内容を内包しているという点でネガティブな側面をもつと指摘した。また、これと類似の運動が世界各地に多く見られること、ハイチのブードゥー教や中国の太平天国など、宗教運動のなかにその動きが含まれていることを明らかにした。

　エレンベルガーはここで、現代型の神話解放運動の特徴として、(1)民族の集合意識、(2)民族の再生神話の活性化、(3)反文化変容運動（文化変容を拒絶する運動）の3点を抽出している。そして、このような運動を出現させるメカニズムを、無意識の機能のひとつとして説明する。すなわち、無意識には4つの機能、(1)記憶の保存機能、(2)体験の分離機能、(3)創造的機能、(4)神話的再生機能があるというのである。無意識世界に蓄積されるものとして、従来フロイトは抑圧された葛藤が内在化されリビドーが蓄積されるとしたのに、やや異なったニュアンスを加えて解釈している。

② 催眠療法の限界とその放棄

　森田は円了の意志を受け継ぎ、近代科学によって民衆を呪術的世界から

解放すること、すなわち「迷信・邪教の打破」に没頭した。犬神憑きの研究も祈祷性精神病（症）の研究もその成果といえる。しかし民衆は、頭では理解しても、迷信、邪教から解放されることを積極的には望まなかった。風習を変えようとしなかったのである。では民衆の心の背景にあるものは何か？

神話解放運動の観点で考えると、まず民衆の無意識の心に抑圧されている感情として、急速な多文化流入体験に対して、ポジティブな意味での自己固有の文化への回帰の衝動のようなものがあるだろう。それと同時に、神話解放に内包される自己破壊的、非現実的なものを求める無意識の世界も感じることができる。

前述したように、極彩色の地獄絵の掛け軸を見て死の恐怖を体験したことが、森田の神経質性格の形成に関与したといわれている。その結果、奇跡や迷信に興味をもち、骨相、人相、占いに熱中したという。

ここで興味深いのは、森田が目にしたかどうかは定かではないが、森田の生家のすぐ近くに弘瀬金蔵（通称・絵金）の描いた極めて残虐で奇怪な猟奇的趣味に満ちた屏風絵があることだ（図6-13）。現在、屏風絵は年に一度だけ、高知県香南市赤岡町須留田八幡宮の神祭と夏祭りの宵にだけ蔵の中から出され、商店街に展示される慣わしで、これは江戸末期に突然現れた奇妙な習俗である。幕末の混沌とした世相のなかで新時代を築く中心となっていた土佐で生まれたこの現象は、ひとつの「神話解放運動」の現れと考えることもできる。残酷で破壊的、非社会的な現象でありながら、どうしようもなく惹かれていく民衆の心の動きに対しては、科学的な議論や説得など、まったく力を発揮しなかったのである。「迷信・邪教の打破」の中心的な対象となった福来友吉の超心理学や、霊能者の出口なおによって創始された大本教などにも、非現実的なものを求める神話運動のネガティブな側面を感じていたのかもしれない。

当時勃興してきたフロイトの精神分析は、無意識世界に注目してできあがった精神療法である。神話解放運動の視点で考えると、無意識世界の中

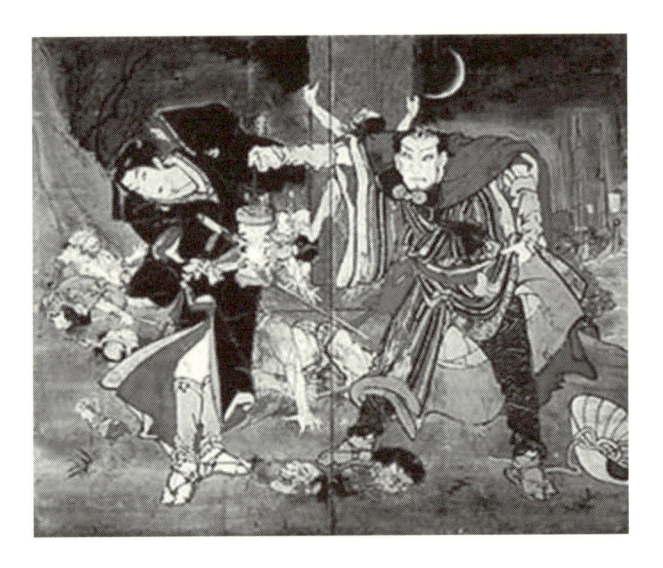

図6-13　弘瀬金蔵（通称・絵金　1812-76）の屏風絵

◎井上円了（1858-1919）
　不思議研究会　　『哲学一夕話』

妖怪学講義
哲学館

◎杉村楚人冠（1872-1945）

新仏教
仏教清徒同志会

◎中村古峡（1881-1952）

変態心理
日本精神医学会

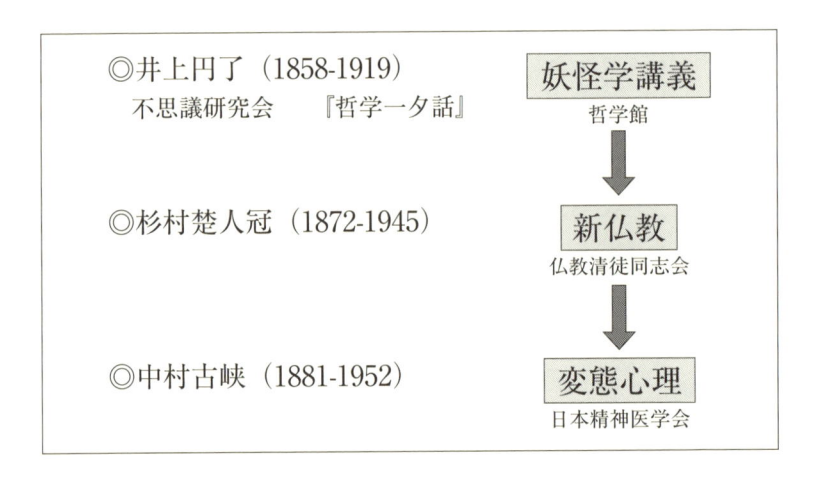

表6-3　森田療法が世に出るために必要だったこと：迷信・邪教の打破

に不安の原因を求め解決しようとすることには、精神の制御力を高める側面と、その反対に、混乱や自己破壊衝動を引き起こしやすい側面とがある。一方森田は、現実に目を向け、しがみついている虚構から、事実をありのまま受ける「純な心」を取り戻す精神療法を編み出した。無意識を扱うことから離れたところに、森田療法が成立しているのである。

　明治以降の近代化という急速な変化のなかで、民衆が無意識のなかに溜め込んでいた不安や不穏なエネルギーは、次第に大きくなりつつあり、その処理方法が求められていた。森田療法とは、そのことを感じていた森田が出したひとつの答えだということもできるかもしれない。

　だがそのためには、当時の精神医療の主軸であった催眠療法との完全な決別が必要であった。森田は新しい精神療法を生み出すために、たくさんの準備をして、数多くの段取りを踏んだことになる。それは、芸術的科学とでも表現したくなる文化遺産のように思える。

第3節　　迷信・邪教の撲滅
──杉村楚人冠から福来友吉まで

　中村古峡は、医師になる前の1922年（大正11年）3月に、御殿山に変態心理学実験所を開設した。前述したように、日本精神医学会の診療所の附属研究所のようであった。古峡がいかに精神障害治療に熱意をもって取り組んでいたかがうかがい知れるのである。森田正馬もここで診療し、後述する中原中也の診察も行っている。

　ちょうど森田療法が完成し、森田が最も勢いづいていた時期である。そこに至る経緯はすでに述べたが、その源流に秘めた凄まじいまでのエネルギーはどこからやってきたのか、ここでもう一度整理しておきたい。

古峡と円了との出会い

　まず先に詳しく見たように、森田理論の基盤形成に多大な影響を及ぼした井上円了、そして森田療法を生み出す大きな原動力となった中村古峡との出会いである。なぜこの出会いが重要なのか？　森田療法を生み出し、世に送り出す前に必要だったことを考えれば、すぐにわかることである。

　当時の日本において森田療法が認められるためには、世間にはびこっていた「迷信・邪教の打破」が必要であった。形のない不安を対象とする精神療法である森田療法は原因追究型でなく、西洋医学と程遠い、民間療法的で前時代的なものであるとの誤解を与えかねなかったからだ。誤解のないようのするためには、それ相応の舞台が必要だったのである（表6-3）。

　その舞台こそが、円了の不思議研究会であり、古峡の日本精神医学会であった。先に引用した日本精神医学会の創立に寄せた古峡の趣意書を見た森田は、「これはいける」と思ったに違いない。この趣意書は、まさに円了の心理療法を彷彿させるようである。

　表からわかるように、「迷信・邪教の打破」に関連して、もう一人の重要な人物がいた。杉村楚人冠という、古峡の同郷の、偉大な先輩である（図6-14）。古峡にとって、楚人冠との出会いはその後の活動の源になった。森田とのつながりを含め、楚人冠の略歴を紹介する。

杉村楚人冠と中村古峡──「新仏教」から「変態心理」へ

　杉村楚人冠（本名・広太郎）は、新聞記者、随筆家、俳人として、明治から昭和初期にかけて活躍した人物である。

　1896年（明治29年）、古峡が15歳のとき、一家をあげて奈良から京都市下京都区梅小路通櫛笥西入八条町六十番へ移り住んだ。その路地奥にあった本願寺文学寮に住んでいたのが、楚人冠であった。古峡は、楚人冠の母親に可愛がってもらっていた。

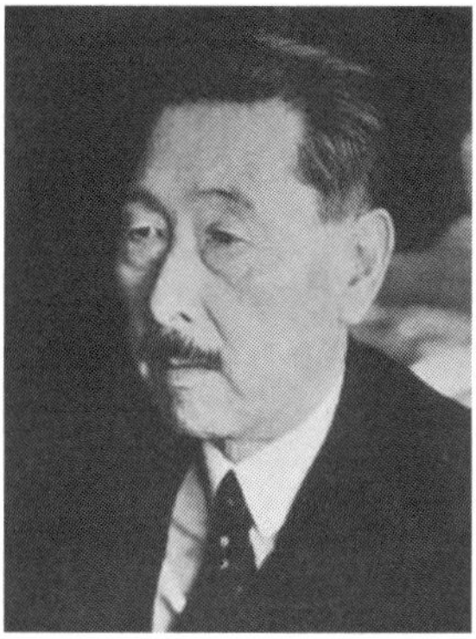

古峡は1897年、京都府医学校に一歳年齢を偽って入学する（現在の京都府立医大に学籍簿が残っている）。しかし翌年10月7日に退学し、六条病院に薬局生として勤務した。貧乏どん底の中村家は杉村家に世話になっていたが、98年5月に楚人冠は上京。古峡も翌年2月1日にその後を追って上京する。

楚人冠は、円了の愛弟子である高島米峰、境野黄洋らとともに、仏教の近代化を目指して仏教清徒同志会を結成した（一切迷信の勧絶、喫煙の排除）。1900年7月に、機関誌「新仏教」を創刊。その下で古峡は編集、雑務を手伝うことになった。

図6-14　杉村楚人冠（1872-1945）

同年11月、古峡は脚気と疾病恐怖を患い、楚人冠の紹介で、鎌倉円覚寺如意庵にこもる。以後10年間、貧困と神経衰弱に苦しみながら、京都に仕送りをする生活であった。

「新仏教」第2号巻頭には、円了による「祝『新仏教』発刊」が掲載されている。また古峡は、一高文科に入学、「新仏教」に著作を掲載している。文学者としての第一歩であった。表6-4は「新仏教」運動の概略である。「一切の迷信、妄想的信念を排す」という点で、古峡のその後の活動の大きな礎となった。

1906年、古峡の弟、義信が発症したため、京都の船岡精神病院に入院させる。このころ、森田草平と巣鴨病院の呉秀三の教室に通うようになった。またのちに大きなターゲットになった福来友吉の催眠心理学を聴講したという記録がある。

1915年（大正4年）の「新仏教」の廃刊をきかっけに、17年5月には日本精神医学会を創立（メンバーは、井上円了、杉村楚人冠、高島米峰、境野黄洋（東洋大学学長）、森田正馬、佐藤政治）。同年10月に学会誌「変態心理」を創刊した。そうした活動の目的には、もちろん「新仏教」から

123

新仏教運動とは

【背景】
・日清、日露戦争により、急速な産業革命の進行
・世界の中の日本、日本帝国論の定着

⇩

政府の「三教（神道・仏教・キリスト教）会同」構想に同調する旧仏教に対抗して、「仏教の健全なる信仰」を新信仰・新仏教として「仏教清徒同志会」を結成

1　仏教の原理
2　一切の迷信、妄想的信念を排す
3　政治上の保護、監督を排す

表 6-4　新仏教運動の概略

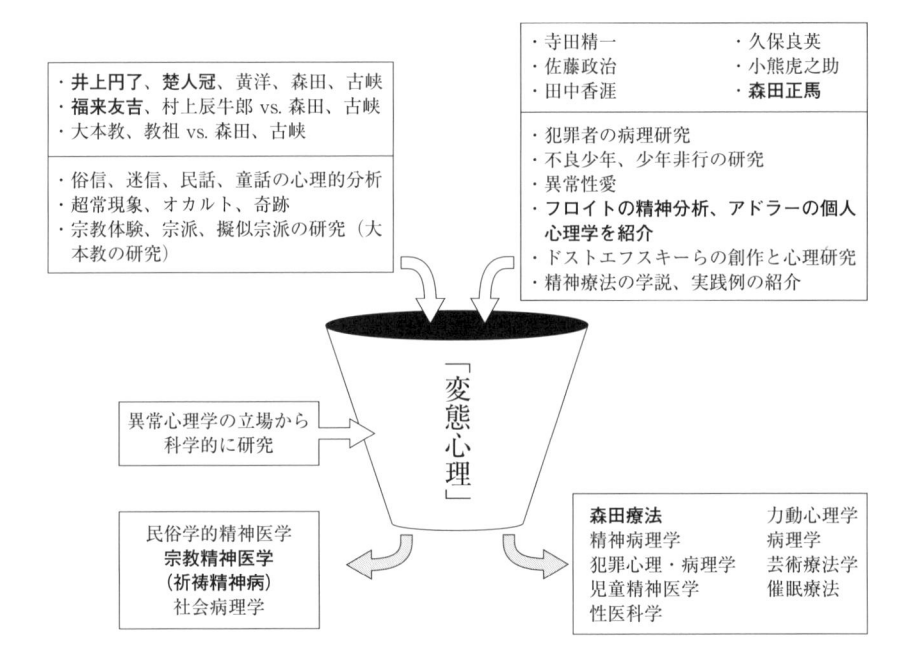

・井上円了、**楚人冠**、黄洋、森田、古峡
・**福来友吉**、村上辰牛郎 vs. 森田、古峡
・大本教、教祖 vs. 森田、古峡

・俗信、迷信、民話、童話の心理的分析
・超常現象、オカルト、奇跡
・宗教体験、宗派、擬似宗派の研究（大本教の研究）

・寺田精一　　・久保良英
・佐藤政治　　・小熊虎之助
・田中香涯　　・**森田正馬**

・犯罪者の病理研究
・不良少年、少年非行の研究
・異常性愛
・**フロイトの精神分析、アドラーの個人心理学を紹介**
・ドストエフスキーらの創作と心理研究
・精神療法の学説、実践例の紹介

異常心理学の立場から科学的に研究 →

「変態心理」

民俗学的精神医学
宗教精神医学
（祈祷精神病）
社会病理学

森田療法　　　　力動心理学
精神病理学　　　　病理学
犯罪心理・病理学　芸術療法学
児童精神医学　　　催眠療法
性医科学

図 6-15　日本精神医学史における「変態心理」の果たした役割

受け継いだ「一切の迷信の勧絶」が組み込まれていた。とくに大本教や福来友吉の超心理学に対しては、激しい攻撃を行った。

「変態心理」の果たした役割は大きい。その役割を示したのが図6-14である。これを見るとわかるように、森田療法もここから発信していったのである。また、参考に心理学関連雑誌の戦前の刊行状況も紹介しておく（表6-4）。

福来友吉の超心理学と大本教

　ここで重要になるのは、なんと言っても福来友吉（ふくらいともきち）の出現である。図6-16で示したように、催眠術を起点とした学問の流れは大きく2つに分かれていった。森田の精神療法への展開と異なり、福来友吉は透視、念写、心霊学と予想外の方向にも展開していったのである。

　福来は、念写を発見したとされる心理学者、超心理学者で、東京帝国大学助教授であった。御船千鶴子、長尾郁子、高橋貞子、三田光一ら超能力者を各地で発掘し、透視や念写などの超心理学的能力の実証を行った。とくに御船千鶴子は、1909年（明治42年）、福来のもと学会の発表でいくつもの透視を成功させ、新聞にも掲載された。また翌年9月にも学者らを招いて公開実験を行い、その透視能力を発揮した。しかし認められるどころか、反対に激しく非難されたため、1911年1月18日に服毒自殺を図り、翌日未明に死亡した。「変態心理」では、福来友吉の超心理学の真偽について頻繁にとりあげている。

　もうひとつは大本教の是非である。古峡は「大本教の解剖」と題した論文を掲載し、早発性痴呆の緊張型という精神鑑定を示している。

　そんななか森田は、1917年の「迷信と妄想」を皮切りにして、「変態心理」を主な舞台にたくさんの論文を発表している。以下、この時期の森田の論文をまとめた（「迷信と妄想」の連載内容については115頁を参照）。

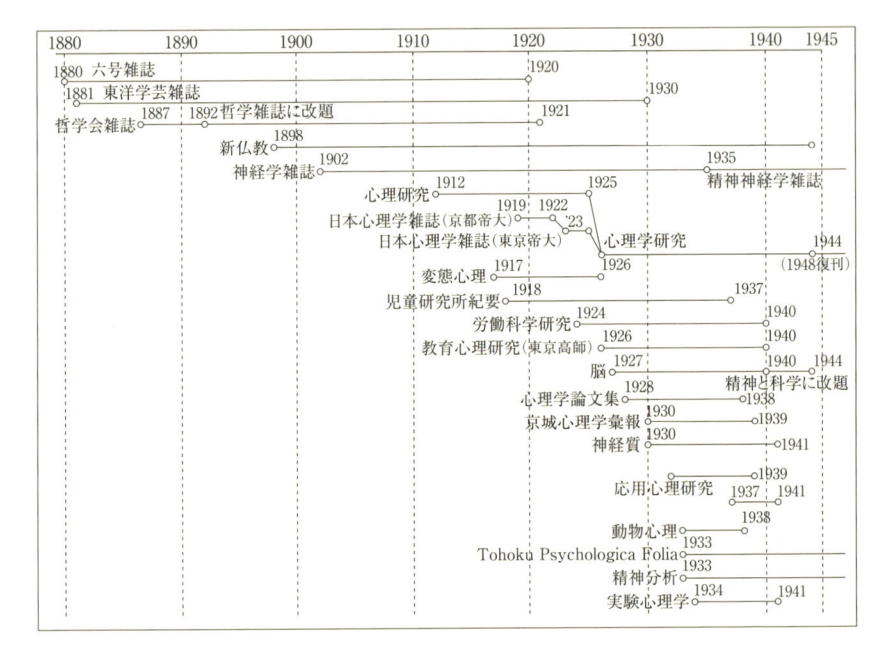

表6-5 第二次世界大戦前の心理学関連雑誌の刊行状況

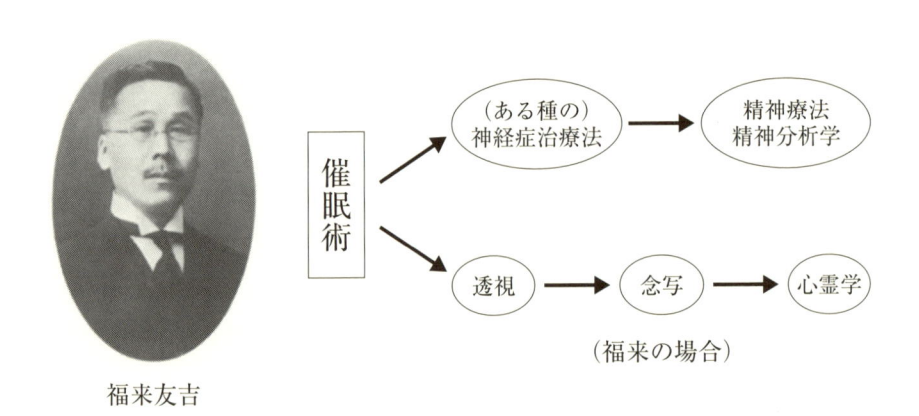

図6-16 催眠術を起点とした学問の流れの相違

催眠術
→ (ある種の)神経症治療法 → 精神療法・精神分析学
→ 透視 → 念写 → 心霊学 (福来の場合)

福来友吉

1919年 「神憑の現象に就いて（巻頭言：大本教の迷信）」（「変態心理」第4巻1号）
「神経質ノ療法」（「成医会雑誌」）——森田療法の原型
1920年 「神経質及神経衰弱症の療法」——古峡の依頼で執筆。翌年1月4日に書き終え、6月に発刊。
1921年 「精神療法の基礎」（「変態心理」第7巻1号）
「赤面恐怖症治癒の一例」（同2号）
「肝臓癌の治癒した一例」（同3号）
「神経衰弱に対する余の特殊療法」（同4号）
「神経質ノ療法」、「神経衰弱症ノ本態」を執筆（「神経学雑誌」第20巻7号）

以上を見ると、森田は「変態心理」の迷信・邪教の廃絶運動に参加しながら、すでに構想ができあがっていた森田療法の発表時期を模索していたように思える。舞台は整ったのである。

第4節　森田療法と禅——宇佐玄雄

　森田の第二の弟子といわれる宇佐玄雄もまた神経症体験者であったことは、あまり知られていない（図6-17）。玄雄は、自らの森田療法実践の記録を『自覚療法特別講座』として残しており、そのなかに「神経質の本態」と題した講演を収録している。自身の神経症体験を披露している箇所があるので、そのまま引用する。

　　中学四年の時に、神経衰弱に罹り、二学期の始めからひどくなり、体がだるく、頭が疲れ、本が読めなかった。明治三七年の秋、益々ひどくなり、頭痛、頭重、不眠となり、手の色が変り「コン

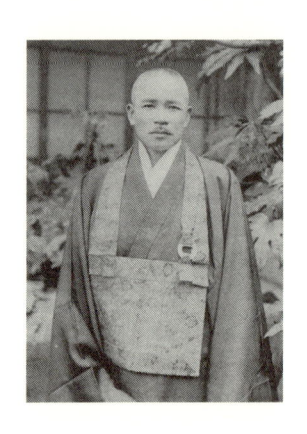

図 6-17　宇佐玄雄（1886-1957）

ニヤク」の様な色になり、冷くなった。次いで便秘が起り、便通薬を東大の青山先生に処方して貰ったが通じず、自炊して米、小豆、野菜のみじん切りのものを毎日食った。此の時に、素人料理のために不潔恐怖が起り、消毒が大変気になりだした。

又間違い恐怖が強くなり、一本の巻紙を書き直し書き直ししてやっと一尺の手紙が書ける位で、書き上げてポストに入れる時、日付や名前の書落しや、その他不備の点があったように思われて、破った事も度々あった。

又、明治四一年には、千葉県長生郡のある漁村に転地療養した。山登りや、大きな声を出したりして腹を減らそうとしたが駄目であったが、後に写生をしている間に自然に腹が空くようになった。其の後、一旦帰宅してから笠置の村長の息子である友人の宅へも転地したが駄目だった。帰宅して幼時よりの主治医である岩野医師に本が読めない事を訴えた処、夏の事とて、朝涼しい中、約一時間程の間、只本の字を眺めるだけでもよいから本を手にして居れ、又家の手伝いを何でもやれと云われ、その通りにした処、十日余り後には字が読めるようになり、二週間後には原書の意味がとれて読める様になり、どんどん読書が出来るようになり、追試験を受けた連中では一番になった。そして、早稲田大学を卒業し、入隊、坐禅の修業を経て、大正四年より周囲の反対を押切り、大勇猛心以って医学校に入り、医学を修めた。

自分は貧乏であったため、東福寺の「精神医学研究」の遊学生になって、勉強した。当時夜は午前二時より六時迄の睡眠のみで、新聞通信のアルバイトをし、勉学した。寺の住職でもあった為、

一週間目毎に帰る汽車の中で必要な手紙を書いた。此の様にして、七年の間、四時間の睡眠と午睡一時間位で通信社の記者、家庭教師、住職、学生と文字通り八面六臂の活躍をした。その為、神経質症は完全に治った。

後年森田先生は、主治医の岩野先生を批評して、「田舎にも偉い医者が居られるものだねえ」と大いに誉められた。

要するに引き込み思案を止めて進んで体当りをすればよいのである。結局、生の欲望が旺んで、たくましい時には神経質症は起こらないものである。

玄雄の前住職、宇佐玄拙と井上円了の出会い

先にも軽く触れたが、宇佐玄雄の父親で前住職であった宇佐玄拙が、1910年（明治43年）に井上円了からもらった横額がある（図6-18）。語句は「虚空是仏心」。意味は「何もないことが真実である」、「概念化されないもの、あるがままこそ真実である」というものである。もちろん森田療法が成立する以前の出来事であるが、玄雄が当初より森田療法に禅の考え方を積極的に取り入れていたこと、現在も「禅的森田療法」として三聖病院で実践されていることを考えると、深い因縁を感じる。

ちなみに、図6-19は1927年（昭和2年）の森田の書であるが、「斯くあるべしといふ　猶ほ虚偽たり　有るがままにある　即ち真実なり」とある。これこそ森田の神髄と思われる。

宇佐玄雄の生涯

宇佐家の来歴は、筆者の故郷でもある宇和島と関連がある。

1595年、藤堂高虎が宇和島藩7万石で入城した。築城の名手として名高い高虎は、6年かけて宇和島城を建設した。さらに1604年に今治城を

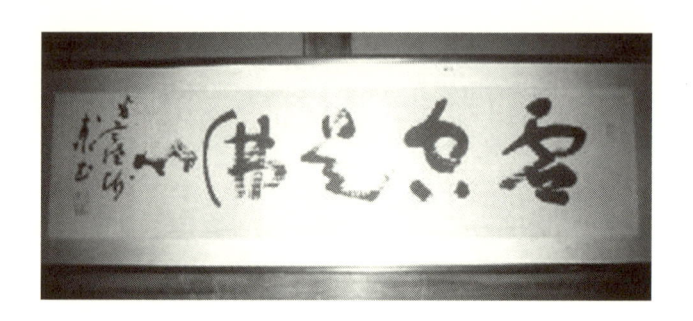

図6-18　宇佐玄拙が井上円了から譲り受けた横額。「虚空是仏心」とある

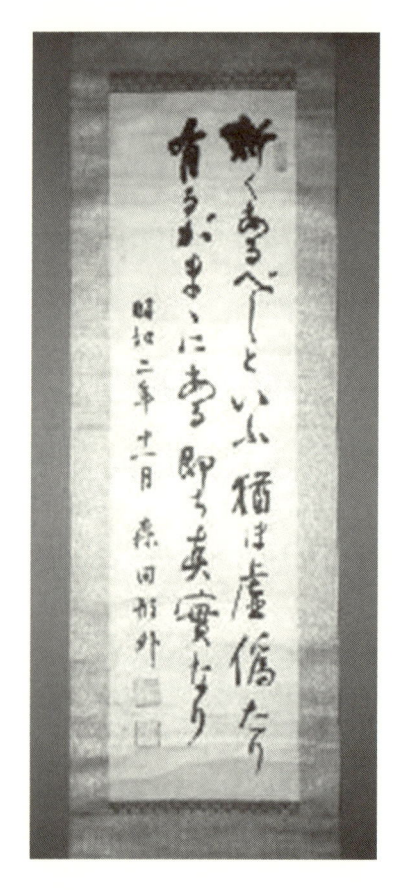

図6-19　森田正馬の書。「斯くあるべしといふ　猶ほ虚偽たり　有るがままにある　即ち真実なり」とある

築城した後、1608年、安濃津城(三重県伊勢の津)へ所替えとなり、伊賀上野22万石の城主となった。そのとき、お気に入りの取り巻きとして、宇和島から禅僧の宇佐大年、松尾芭蕉の母桃知などを連れていった。1615年、宇佐大年周永が、伊賀上野で臨済宗、東福寺派である山渓寺を開山。藤堂家の菩提寺であった。そして、その子孫の宇佐玄拙の養子が宇佐玄雄であった(1886年生まれ)。1910年、井上円了が全国行脚の際に山渓寺に訪問した。横額をもらったのは、このときのことである。

宇佐玄雄は、1886年(明治19年)4月、三重県阿山郡布引村坂下(現・伊賀市)の材木商、中井家に生まれた。10歳のとき、同郡上野市山渓寺住職の宇佐玄拙について得度、同師の嗣子となる。玄雄の年譜と著作については表6-5にまとめてある。年譜は『宇佐玄雄博士追悼録 人生に随順して』(三聖病院・三省会共編 1957)より転載したものである。

年譜からわかるように、玄雄はまず僧侶の修学として早稲田大学哲学科、研究科で学んだ。これは円了が東本願寺での修行ののち、東大哲学科で学んだのと共通している。その後玄雄は、大徳寺派専門道場で修行をし、さらに現在の慈恵医大、東京大学、京都大学で精神医学を学んでいる。

なぜ精神医学を学ぼうと思ったのか。本人の弁によると、中学2年生のときに育児院の院長の話に啓発され、宗教家として人を説くには一律にはいかないと感じ、そのために精神医学を学ぶ必要を感じたという。いずれにしても、この向学心により森田療法以外の当時の精神医学をくまなく学び、その結果いっそう森田療法が治療法としてのすばらしさ、医学的価値を確実なものにしていったと思われる。

玄雄が慈恵医大を卒業したのは、1919年(大正8年)である。この年こそ、森田療法が完成した年である。玄雄は9月には東大に移籍しているので、森田の下で学んだのはわずか5ヶ月ということになる。

1921年(大正10年)には、山渓寺に戻った。京都に出向き東福寺派の各寺院をまわり、精神科病院の設立準備をした。森田療法の論文完成はこ

明治 32 年 4 月		三重県立第三中学校に入学
明治 37 年 9 月 15 日		早稲田大学高等予科第二期に入学
明治 38 年 9 月 12 日		同大学大学部文学科哲学科に入学し 41 年に卒業
明治 41 年 9 月 12 日		43 年 9 月 20 日まで大学研究科に在学
	10 月 23 日	同大学の推薦により教育科中等教員無試験検定に合格
明治 43 年 12 月		44 年まで輜重兵第 16 大隊に勤務
大正 2 年 4 月 14 日		12 月 13 日まで 2 年京都市大徳寺内臨済宗専門道場に修禅
	11 月 1 日	臨済宗東福寺派二等教師に任ぜられ、同日三重県山渓寺住職を命ぜらる
大正 4 年 4 月 10 日		東京慈恵会医院医学専門学校に入学
大正 8 年 3 月 31 日		同校卒業 4 月より東京慈恵会医科大学教授森田正馬博士の指導を受け、神経病学を研究し、神経病患者診療の実地を習修す。
	4 月 11 日	医術開業を免許せらる
	9 月 3 日	10 年 7 月 18 日まで東京帝国大学医学部精神病学教室に於て同大学教授呉秀三博士の指導を受け、精神病学、神経病学を修学す
大正 11 年 11 月 1 日		京都市下京区本町 15 丁目に三聖医院を設け医術を開業す
	11 月	昭和 11 年 3 月まで京都帝国大学精神病学教室に於て、今村新吉教授、次で三浦百重教授に就て精神神経病学の研究及び診療の指導を受く
昭和 2 年 12 月 13 日		京都市下京区本町 15 丁目三聖病院に院長として就任、神経病患者の診療に従事す
昭和 11 年 3 月 13 日		医学博士の学位を受く その後京都市立美術工芸学校校医、京都府民生委員、司法保護司、精神衛生法による鑑定医を嘱託せらる
昭和 30 年 1 月		正眼短期大学教授（教育学、公衆衛生学を担当）に任ぜらる
昭和 32 年 2 月 14 日		没す

著作には、「説得療法」「癖の直し方」「精神病の看護法」「神経症の自覚療法」「神経衰弱に就て」「神経質の矯正法」「禅と精神療法」（英文）等の述、及び琵琶歌「白衣の天使」の戯作等がある。

表 6-6　宇佐玄雄略年譜・著作

のころである。

　同年、京都の三聖寺内に三聖医院を開設、1924年（大正13年）より東福寺山内竜眠庵で入院治療ができるようになったという。状況から考えると、初期から森田療法を実施していたかどうかは判然としない印象がある。中村古峡療養所の開設時期から考えても、本格的な森田療法の開始は、早くても26年以降ではないか。診療患者のデータもその年からはじまっている。患者数の増加から森田療法専用の病棟が必要となり、三聖医院を廃止し、1927年（昭和2年）に三聖病院を開設している。

東の中村古峡療養所、西の三聖病院

　森田は自宅を開放して森田療法を実践したが、臨床の本拠地であった根岸病院と慈恵医大には、森田療法の実践の場を得ることができなかった。そのため森田療法を発表してからの臨床データとしては、東の中村古峡療養所、西の三聖病院からのものが重要であった。森田はまた、森田療法の理解者であった九州帝大の下田光造のもとへ行くときや、故郷土佐に帰省するときなどに三聖病院に立ち寄っていた。森田療法黎明期からの弟子である佐藤政治と宇佐玄雄には、格別の思いがあるようであった。

　政治と玄雄は、忠誠心をもって森田に接した。それに対して森田は、時には素直に受け入れ、家族同然の接し方をしていたようである。森田は、このような出会いのなかに癒しを感じていたようにも思われる。

森田療法と禅

　宇佐玄雄は森田療法に禅を積極的に取り入れた。このことについては、さまざまな論議がある。しかし、森田療法の根底に禅との類似点があることは森田自身も認めているし、禅の言葉も頻繁に使用している。禅とは基本的に宗教であり、森田療法は神経症のための治療法であることは、たし

かに大きな相違である。とはいえ、禅との関係を考えることは森田療法の理解に役に立つ。第7章で、禅と森田療法を比較し、その関係性をまとめておいたので、参照していただきたい。

宇佐玄雄の言葉の魅力

　宇佐玄雄の言葉が、わかりやすく心にまっすぐ届くのは、禅に親しんでいたことだけが理由ではないだろう。玄雄独自の言葉というより、やはり森田の言葉であるからだ。ここで『宇佐玄雄追悼録』の「神経質の本態」にある言葉で、気に入っているものをいくつか紹介しておきたい。

　　◎まっすぐ前進せよ、ウロウロ考えていると遅くなる
　　◎不要な事は一切考えず前進すべきである
　　◎どうしても作業が手につかない人は、作業の格好でもする
　　◎仕事をしない前から準備だとか、あれこれ思案する必要はない
　　◎常にぼんやりしないで、細かいことによく気を配ることが大切
　　◎もっと「はらはら」しなさい
　　◎歩く場合でも、力を入れて緊張して歩けば、バタバタ音がしない
　　◎臨機応変、不即不離にやることが大事
　　◎頼まれた仕事は必ずやる
　　◎濁流はそのまま置けば透明となる

　挙げるときりがない。そこで、苦しんでいる人への「福音」となる、宇佐玄雄からの次のメッセージを最後に紹介する。

　　　自分の苦しい事実を「なぜこんなに苦しまなければならないのか」と考えてはいけない。そうすることによって自分をだんだんと締め付けていくのである。そう考えると親や兄弟を恨み元気で

活躍している人が勘にさわり、遂には自分をも恨み、厭世的となって尚いっそう苦しむようになる。

第5節　森田正馬の影武者——佐藤政治

　森田療法の歴史を振り返るとき、佐藤政治はあまり表面に出てこない。森田正馬の影武者的存在であったからかもしれない。政治は森田にとって最初の弟子であった。忠実な執事でもあった。家族の一員でもあった。ぜひこの機会に政治が森田療法の成立、発展に寄与した功績を知ってもらいたい（図6-20）。

森田正馬に出会うまで

　佐藤政治は、1884年（明治17年）11月17日に福島県伊達郡福田村大字羽田字清水で、政右衛門の二男として生まれた。小学校卒業後、同郡川俣町の医師の薬局生となった。その後上京し、根岸病院長宅の医書生となり、日本医学校（現・日本医科大学）に入学。1913年（大正2年）には医術開業試験に合格し、下谷にある根岸病院に勤務するようになった。

　森田は、1906年に呉秀三の仲介で巣鴨病院より根岸病院に医長として就任した。すでに政治は院長のもとで書生として修行していた。可愛がっていた弟の徳弥を戦争で失っていた森田は、10歳年下の青年政治を、徳弥の身代わりとして慈しんだといわれている。

　医術開業試験に合格した政治は、事実上、森田の最初の助手となった。ちなみに、森田療法が世に出る原動力となった中村古峡との交流がはじまるのは、その数年後の1917年ごろのことである。18年には、森田と政治の共著である「精神病ニ対スル リンヂヤ氏液注入ノ治療価値ニ就テ」（「神

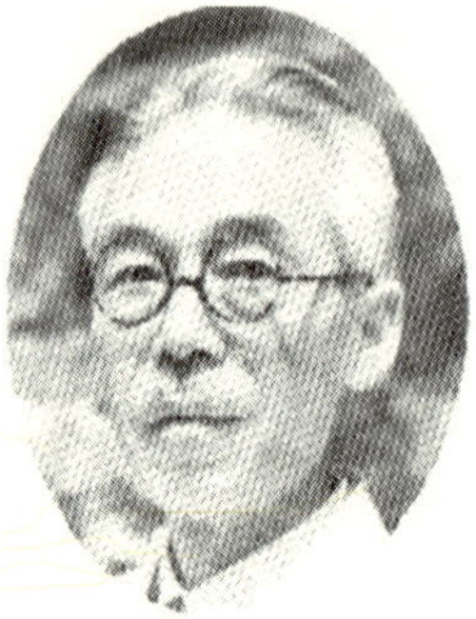

経学雑誌」第17巻）が発表されている。

森田日記からは、森田療法成立にとって重要だったこの時期に、政治が公私ともに深く関わっていたことがわかる。

政治もまた自宅を開放して森田療法を実践

図6-20　佐藤政治（1884-1948）

1917年（大正6年）から20年は森田療法の骨子が固まっていく時期であり、中村古峡の依頼で「神経質及精神衰弱症の療法」を執筆し、森田療法を世に発表したのもこのころであった。

1925年には、森田療法の優秀な治癒者として「強迫観念の原因と根治法」に記載されている、黒川大尉の治療を政治自身が受け持っている。そのころ森田は土佐に帰郷中であったという。

1927年（昭和2年）、森田療法に興味をもつ学生、野村章恒、浅羽武一、津島衛、古閑義之、長谷川虎男が入門してきた。森田日記によると、政治が彼らに実践指導を行っていたようだ。28年には慈恵医大講師となっている。

1929年、森田は根岸病院医長を辞職し、顧問となる。同じころ、中村古峡が千葉寺で森田療法の実践をはじめている。

興味深いのは、政治が1930年に根岸病院のそばの自宅を開放して、森田療法の家庭療法を開始していることである。森田の自宅での治療は有名であるが、政治も同様に森田療法を自宅で実践していたことはあまり知られていない。

またこの年、森田は機関誌「神経質」を創刊している。編集委員として政治も加わっているが、そのほか高良武久、柴田欄一、宇佐玄雄、横山鉄夫、古閑義之、長谷川虎男、野村章恒の名前がある。さらに興味深い事実がある。その創刊号に、政治が日本で最初の夏目漱石の病跡学研究を連載

しているのである。夏目漱石は中村古峡が文学士のころ世話になっていた。また同年には、森田の長男、正一郎が亡くなった。その弔辞も政治が書いている。

図6-21は、1933年、京都の三聖病院で記念撮影した貴重な写真である。森田を中心に、右が政治、左が宇佐玄雄、その隣が野村章恒で、現在の三聖病院院長の宇佐晋一先生の姿も見られる。

森田との別れとその後

1937年（昭和12年）、根岸病院の火災と戦災のため、政治は家庭療法の中断を余儀なくされた。

そしてその翌年に森田が亡くなった。政治は森田追憶記を「神経質」に執筆している。いかに森田にとって政治が大事な存在であったか、随所からわかる。

1942年、政治は高良教授より「祈祷性精神症の研究」という論文で学位を授与された。学位論文が森田療法に関するものでない理由は不明である。しかし、森田の最初の本格的な論文が「土佐ニ於ケル犬神ニ就テ」であり、祈祷性精神症、憑依状態について、初めて医学的かつ系統的に報告したこと、それが森田療法を編み出すための大きなエネルギーとなったことから、むしろ森田療法の論文でなく、祈祷性精神症の論文で学位を申請したのは意義深いとも思われる。いかに森田との関係が親密であったかがうかがえる事実である。仕事上、学問上の師弟関係を超えた、いわば武士道にみる「仁」、「義」、「礼」、を感じさせるのである。

1944年、政治は沼津脳病院に院長として転出となり、戦争を挟んだ48年1月に、67歳で死去している（図6-22）。

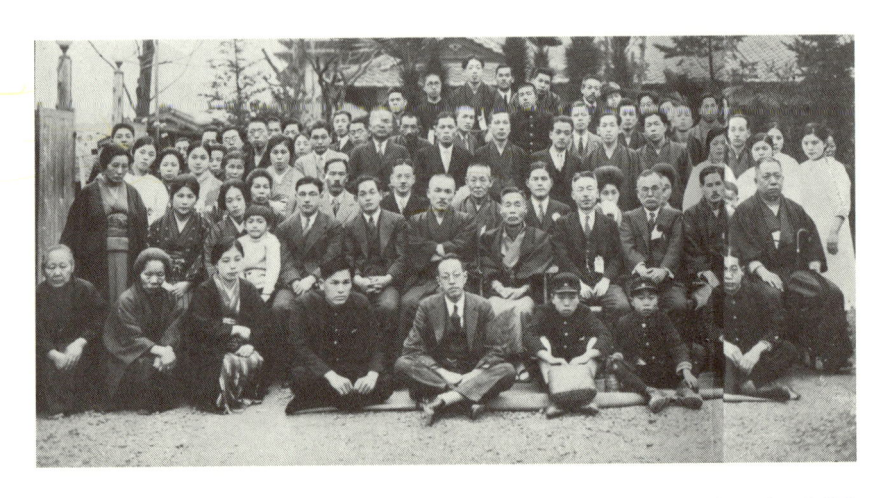

図 6-21　1933 年に京都の三聖病院で撮影された記念写真。2 列目中央の森田を中心に、右が佐藤政治、左が宇佐玄雄。

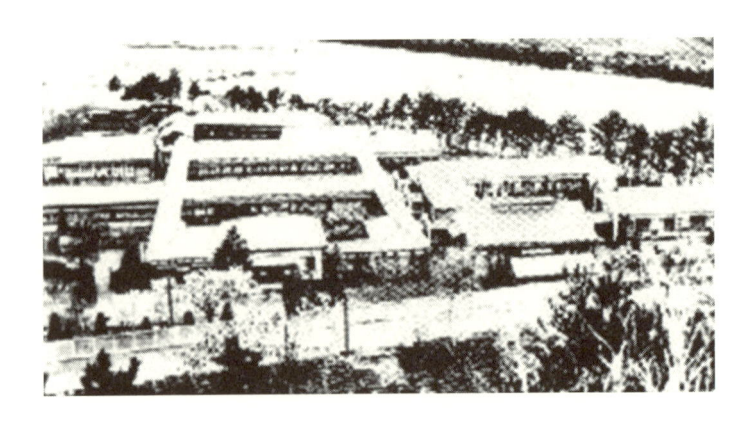

図 6-22　1940 年当時の沼津脳病院

死後の展開

　森田と政治が亡くなった後、政治の長男である佐藤達郎が、1950年（昭和25年）より沼津脳病院に勤務し、58年から院長となった。また正馬の養子である森田秀俊は、51年から58年までその沼津脳病院に勤務し、その後、三島森田病院を開設している。

　佐藤家は、政治とその息子達郎と2世代にわたって、森田家の完璧な弟子、家臣、執事、家族として尽くしきった。森田の生涯、それを継続した秀俊の生涯を政治が亡くなってからも守ったのである。政治が森田に出会い、学んだこと、「言葉にならない、言葉で理解できない森田療法の心」を私たちに示しているのである。

二人の弟子が放つ底力──「母なる佐藤政治と父なる宇佐玄雄」

　森田は政治を我が子のように可愛がった反面、母性的な関わりを政治に求めたように思う。政治自身は武士道のごとく、忠実に義をもって生涯森田に尽くした。客観的にみると、政治の果たした役割は影武者であり、母親的存在であった。

　それに対し、もう一人の弟子である宇佐玄雄は父親的存在であった。森田は、第二の故郷を京都においているようであった。また森田療法の治療効果は、森田自身の自宅での症例だけではなく、三聖病院の治療効果も合わせて報告している。とくに「神経衰弱と強迫観念の根治法」では、自分の症例よりも玄雄の症例のほうが治癒率の良いこと、その理由などを詳細に述べている。

　玄雄は実にクールであった。森田のもとでの短期間の勉強後に他の精神医学を学び、森田療法の意義、重要性を確認して開業する。玄雄の名言がある。「まっすぐ前進せよ、ウロウロ考えていると遅くなる。不要な事は一切考えずに前進すべきである」。この言葉どおりの人生であった。同じ

神経症体験者として、森田は玄雄にその完成型を見ていたのかもしれない。

　いずれにしても、森田にとって愛すべき弟子たちであった。満たされにくい神経症者の愛情を、この二人から感じていたに違いない。その意味で図6-21と図6-23は貴重な記録なのである。

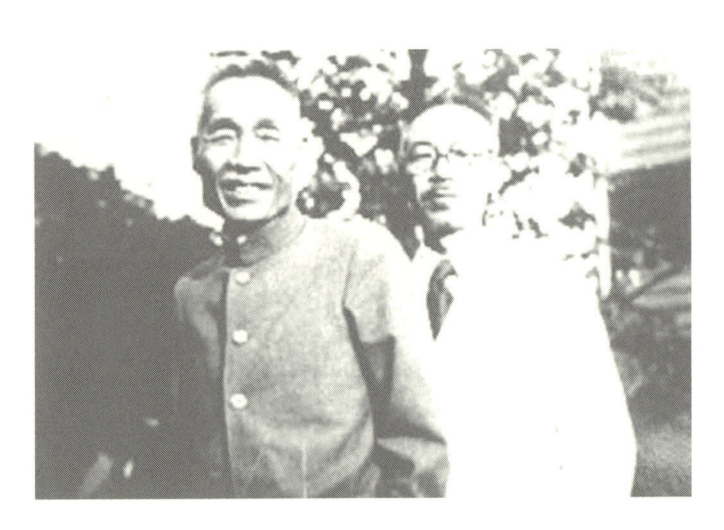

図6-23　森田正馬と佐藤政治（根岸病院にて）

第6節　藤村トヨと女性の不安

藤村トヨとはどんな人だったのか

　藤村トヨを知らない方が多いと思う。トヨは、東京女子体育大学の前身、東京女子体操音楽学校の創立者である。森田正馬の葬儀では、友人代表として弔辞を読んだ。野村章恒は、トヨを森田の純愛の相手と見ている。森田との共通点もいろいろある。

◎同じ四国出身である（トヨは香川、森田は高知）
◎世代がほぼ同じである（トヨは明治9年、森田は明治7年生まれ）
◎二人とも脚気と神経衰弱を体験している
◎治療法として行動を重視した（森田療法の作業とトヨの洋装と体操の導入）

　森田とトヨ、とてもよく似たこの二人はお互いに影響し合っていたのである。
　二人の出会いは、1905年（明治38年）から講師として招かれていた、私立東京日本女学校でのことあった。すなわちアルバイト先で知り合ったのである。森田はトヨから東京女子体操音楽学校の講師を依頼された。そして無給で、心理学、生理学、倫理学の講義をし、修身の面倒まで見た。
　トヨと森田のつながりについては、詳しくは寺田和子『気骨の女』（白揚社　1997）を読んでいただきたい。ここで主張したいのは、森田療法の主軸になっている「行動すること」への藤村トヨの貢献である。
　トヨ自身も病弱で、いわゆる神経衰弱状態で悩んでいた。そのなかで、身体を動かし行動していくことで、少しずつ回復していくことを体験した。たくさんの貢献のなかで「着物」の研究があった。それまでの日本文化の象徴である着物が、とくに女性にとって健康に良くないことを報告した。

姿勢、呼吸、敏捷性など、着物はそれを妨げている、と。

そしてさらに「体操」を取り入れることで、自分のありのままの姿を見つけることを思いついたのだ。とくに意識せず、自然に身体を動かすこと、「自分」に執着しすぎず、とにかく動くことを提案した。森田療法が完成する前のことであった。トヨは体操との出会いでそれを体得していたのである。

森田の日常的な職務には、根岸病院、巣鴨病院での診察、そして慈恵医大での講義があった。ところで、森田の住まいと根岸病院、巣鴨病院はどのような位置関係だったのだろう。その位置関係と、ついでに森田の住居史も紹介しておく（図6-24）。

そこに東京体操音楽大学での講義が加わった。日記によると、1908年から09年にかけては頻繁に出向いている。森田療法にどのように体操が組み込まれたかは想像するしかないが、森田療法の背骨に、運動に限らず、とにかく行動することが取り入れられた大きなきっかけになっているように思える。さらに、トヨもまた禅宗を信仰していたことも興味深い。

神経症者のうち森田療法に共感をするのは元来男性であった。しかし女性であるトヨの体験は、男性と同様である。精神療法において、性差研究はあまり意味がないことかもしれない。しかし、女性の視点を考える意義はあると考え、「女性の不安と森田療法」について簡単にまとめてみることにする。

女性の不安と森田療法

森田療法は男性の不安障害者のための精神療法といわれてきた。男性のほうがより共感性を示すことは事実である。男性は「かくあるべし」とする完全を目標にし、より良く生きたいという「生への強い願望」が支障となって不安を形成する。それに対して女性の不安の背景には暗示性の高い

第 6 章　森田療法を支えた人々

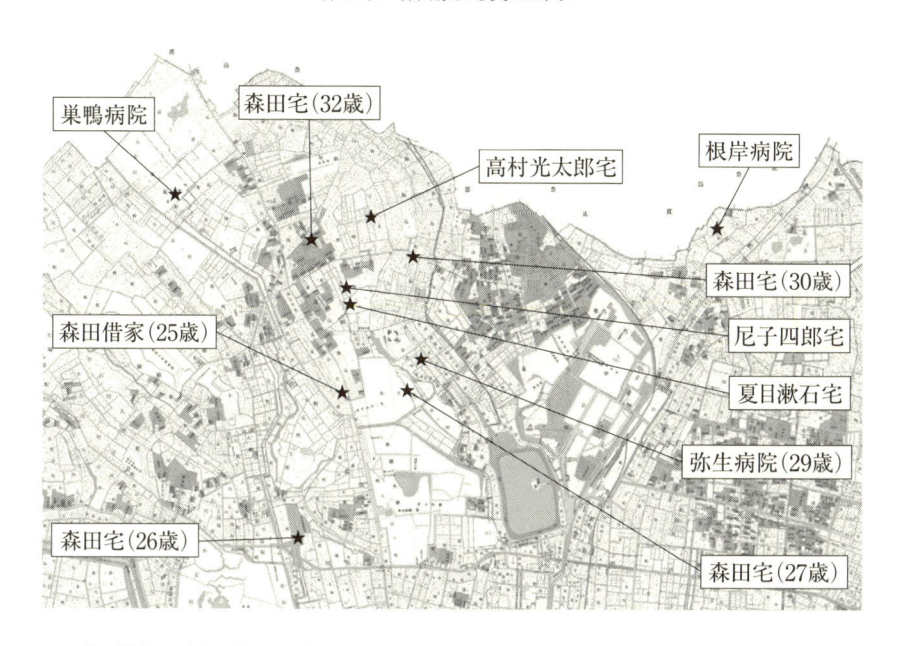

巣鴨病院
森田宅（32歳）
高村光太郎宅
根岸病院
森田借家（25歳）
森田宅（30歳）
尼子四郎宅
夏目漱石宅
弥生病院（29歳）
森田宅（26歳）
森田宅（27歳）

1898 年（明治 31 年）9 月		24 歳：東大医学部入学、寄宿舎に入る
	12 月	久亥と結婚披露宴
1899 年（明治 32 年）9 月		25 歳：母が上京、一緒に本郷区駒込追分町 9 番地に借家する
1900 年（明治 33 年）9 月		26 歳：久亥が上京、本郷区本郷真砂町に新居を持つ
1901 年（明治 34 年）2 月		27 歳：本郷区向ヶ丘弥生町 3 番地に転居
1902 年（明治 35 年）3 月		28 歳：大学卒業
1903 年（明治 36 年）6 月		29 歳：本郷区根津須賀町 10 番地に弥生医院を開業、すぐ閉鎖
1904 年（明治 37 年）1 月		30 歳：本郷区駒込千駄木町 264 番地に移転
1906 年（明治 39 年）2 月		32 歳：終焉までの地、本郷区駒込蓬莱町 65 番地に転居

【東京府巣鴨病院】

1879 年（明治 12 年）	上野公園内に東京府癲狂院（テンキョウイン）として開設
1881 年（明治 14 年）	本郷向ヶ丘（現在の文京区）に移転
1886 年（明治 19 年）	小石川駕籠町（現在の文京区）に移転
1889 年（明治 22 年）	東京府巣鴨病院と改称
1919 年（大正 8 年）	松沢村へ移転、東京府立松沢病院に改称

【根岸病院】

1879 年（明治 12 年）	武蔵国豊島郡金杉村（台東区根岸）にて開設
1901 年（明治 34 年）	東京府代用精神病院の指定を受ける
1903 年（明治 36 年）	慈恵医大・精神医学講座を根岸病院内に開講、初代教授森田正馬

図 6-24　森田正馬の住居史

ヒステリー機制を基盤とする心理反応を示すことが多いからである。

　しかし、最近は女性の不安のなかにも森田療法が適応となるものが増加してきた。それは女性の社会進出や家庭での役割において、男性との格差が少なくなったためなのかもしれない。そこで、ライフサイクルの観点から、森田療法の対象となり得る不安を基盤にした「女性の不安」について、いくつかの症例を通して改めて抽出し、考察してみることにした。

女性に見られる不安──その症例と解説

① 思春期の不安（17歳　学生）

　几帳面で完全主義。小中学は徹底的に勉強に打ち込んだ。高校に入学して気になる男子生徒が現れた。自分を鏡に映して愕然とした。その日からダイエット開始、それも強迫的で徹底的であった。母親はそれまで優等生だった娘の混乱した状態を受け入れることができず、常に監視し、不安をぶつける結果となった。ダイエットと母親の不安に対して、本人は強い「緊張と食事へのとらわれ」で追い込まれた。結果として、悪循環的に拒食は進行していった。

> 解説　浮いていない自分でいたい
>
> 　思春期の大きな課題は自立である。そのために「自分はどんな人間なのか」、「どう思われているのか」という独特の対人過敏性が高まることがある。この症例は、同世代のなかで「自分だけ浮いているのではないか」と不安が惹起され、その対処方法としてダイエット、拒食と展開していった。このような思春期の不安は、むしろ不安を持ちこたえること、そのままにしておくことの意義、勇気が必要となる。またこの例では、あるべきでない姿をしている自分の娘に対して母親が「不安な注意」を向け、娘がその母親に対して「緊張・とらわれ」を生じさせるという、親子間の悪循環が症状誘発の舞台になっていると

いえる。治療には、この状況の相互理解が必要となる。本症例のように思春期の課題が強迫性のエネルギーで増強している場合、森田療法が有用である可能性がある。

② **働く女性の不安（35歳　広告代理店勤務）**

　大学卒業後、総合職として広告代理店に就職。順調に評価され、管理職に抜擢されたが、その後、部下の男性社員と、契約社員の女性と、上司の間に挟まれプレッシャーを感じていた。高学歴の彼女は、それまで完成度の高いものを理想として業績をあげてきた。ところが管理職の立場になると、それまでと違って統合力を要求され、スムーズに業績があがらなくなってきた。それに伴って不安や緊張、イライラ感を体験していることに、不全感、自責感を感じるようになった。それが悪循環となって仕事の能率を下げ、管理能力も低下してきた。「不安を感じている自分」が「あってはならない自分」だと感じ、極度の緊張感を伴い空転する自分の制御が困難となった。

　解説　キャリアを磨くために生じる不安

　　元来高い能力をもっており、知識レベルで対処できるものには不安は生じていない。しかし統合力を求められ、それが達成できないと、いままで体験しなかった強い不安とイライラ感を感じ、あってはならない情緒反応として認識されている。さらには月経周期に症状が増幅され、心身両面の不安定さを増長している。このような症例では、感情の変容体験が「自然なもの」と認識されることが必要と考えられる。よりよくありたい、よりよく生きたいというように、「生への願望の強い症例」であれば、森田療法の導入が功を奏すると思われる。

③ **出産・育児をめぐる不安（42歳　パート）**

　厳しい両親のもとで成育。短大卒業後、とくに父親との折り合いが悪く

一人暮らしをはじめた。24歳で結婚するも、まもなく離婚。それを機に実家へ戻った。職場では会計事務を一手に預かり信頼を得ていた。28歳で再婚して男児を授かった。育児は思いのほか大変で、死を覚悟したこともあった。うつ病の診断で断続的な治療が開始された。母の援助を得ながらの子育て。小学校に入学した息子は、いじめにあい不登校となる。同時に夫が失業。自分が家計の主役となり、ますます育児、家事、仕事の負担が大きくなった。その一方で完璧に家事、育児をこなし、かつ職場での信頼を失いたくないという思いが強かった。38歳のときに仕事のパートナーが急に退職し、仕事の負荷が増大した。四面楚歌となり過量服薬自殺を試み、入院となった。その後、生活環境の大きな改善もなく、3回の入退院を繰り返した。現在は、夫は失業中のままであるが、子供を私立の小学校に転校させ、仕事は週3回のパートとし、なんとか生活している。

> **解説 育児、家事、仕事を完璧にこなしたいという強迫感**
> この症例の特徴は、依存したい対象である父親と夫への失望が背景にあることである。臨床症状として過剰適応の結果と思われるアレキシサイミア（失感情）、アンヘドニア（快楽喪失）が見られる。自分の努力に反して、夫の失業、子供の不登校、実家の過干渉など、思い通りにならない現実は、子供とともに死を覚悟するに至らせるものだった。二番目の症例と同様に、完全を求め「よりよく生きたい」とする女性には、森田療法が導入できると考える。

④ **身体化しやすい女性の不安（35歳 外資系企業勤務）**
性格は元来外交的で派手好き。成績優秀で、有名女子大英文科を卒業。外資系の会社に秘書として就職。職場では価値観の違いによる摩擦と葛藤が絶えず、ずっとストレス下にあった。32歳のとき、会社の経営不振や、上司の交代でストレスはさらに増大した。そのころより顎関節痛、下腹部痛に悩まされるようになった。整形外科、婦人科膠原病内科、歯科など受

診するが、明確な診断と治療に遭遇できなかった。34歳のときに顧客との電話でのクレーム対応中に意識喪失し、救急搬送となった。

> **解説　ヒステリー機制と身体化**
> 　この症例は、元来ヒステリー性格で、ストレス下では身体化しやすい傾向にある。また知的水準が高いため目標設定も高く、到達できないと強迫性と回避性の心理的葛藤を生じやすい。「破綻することの恐れ」、「周囲からの否定の恐れ」、さらなるストレス下では「目的志向性の緊張」が崩壊して、身体表現性障害を発症、不安と抑うつが慢性に経過するようになる。このようにヒステリー性が強いと、森田療法の作用機点を見出すのは困難なことが多い。しかし本症例のような場合、症状下でできることを体験、体得させながら、不問不答ではなく、ある程度知的に納得させるように接近することで森田療法が効果を発揮する可能性がある。

⑤　月経関連症候群にみられる不安（32歳）

　月経前に不安、緊張、抑うつが出現。時に抑えがたいイライラ感、易怒性が見られた。月経前緊張症の診断。黄体期の約10日間のみセルトラリン50mgを服用。黄体期に見られた症状は軽減され、2回の月経周期は安定していた。4回目の受診で、月経周期にかかわらず、漫然とした不安、仕事や上司に対する不全感に悩まされていることがわかった。

> **解説　女性であることの不安**
> 　この症例は、明らかに黄体期に一致した抑えがたい衝動、不安、抑うつがあり、診断は月経前症候群（PMS）である。しかし症例によっては、仮面うつ病のごとく、PMSの背景に適応障害、身体表現性障害、気分変調症、パーソナリティ障害などが隠されていることがある。そのような場合、PMSを軽減させることで、本来の問題点を表

面化させることになる。社会的不全感で悩む強迫的なキャリアウーマンには、PMSを含め、森田療法が奏功する。

⑥ **高齢者の不安と抑うつ（82歳）**

　元来明るく活動的であったが、神経質で心配性の性格でもあった。そのため若いころから不眠傾向にあり、頓用でアルプラゾラムやブロチゾラムを服用していた。70歳のときに病院のトイレで転倒、腰椎圧迫骨折のため1ヶ月入院となった。それ以後、めまい、ふらつきに悩まされるようになった。徐々に身体浮動感が悪化し、転倒不安から外出も控えるようになった。もともと低血圧、徐脈であったが、75歳より血圧の変動が大きくなり、とくに冬季では血圧の上昇が著明で、昇圧剤を服用するようになった。78歳より骨粗軽症の治療も開始した。そのころからQOLの低下に基づく情緒的不安定が目立つようになった。とくに漫然とした不安感と抑うつ感である。80歳を過ぎてからは、物品の呼称が著明に障害され、脳血管性認知症の初期を思わせる臨床像となった。

解説　青年心性を保つ高齢者の不安

　この症例は、夫に先立たれた高齢の女性で、孤立とQOLの低下から、不安と抑うつ感が出現している。すべてが心配の種となり、全般性不安障害（GAD）として漫然と不安に悩まされる。また高齢化による身体疾患の代表である、腰椎圧迫骨折を生じた。そのため再発回避行為として生活全般の行動量が低下した。高齢化による動脈硬化の進行の結果、高血圧、骨粗しょう症の発症、進行が加速されていった。生活の自由を奪われた高齢者は情緒的に不安定になり、易怒性、厭世感、過度の依存などが著明になっていった。日々の暮らしは死んでいく準備ともとれる言行動となる。これら心身の状態が相互依存、悪循環となって血管性認知症へ展開していくのである。高齢者の不安には、思春期の「自分とは何か」、「自分はどう思われているか」などの独特

の対人過敏はなく、認知の大きな歪みも少ない。しかし高齢で不自由な体でも「何とかしたい」と思い、症状への執拗なこだわり、強気と弱気の両面性をもっていることが多い。老いているからこそ、かくあるべき姿を求めている。この場合も、十分に森田療法が適用となる。

女性性への葛藤と森田療法の適用範囲

① **女性であることを楽しめない**

　女性であることによって、長い人生には多くの選択肢が用意されている。それを楽しむ余裕が必要である。しかし、反対に女性性への葛藤を示す症例が認められる。それは、(1)女性としての明確な意識がない、(2)異性の気を引くふるまいができない、(3)男性のイメージで女性の理想像をつくってきた、などとまとめられる。その結果、他者からの要請に重きを置いて、(1)かくあるべき女性像、(2)女性はみんなと一緒にいるのが普通、(3)女性は華やかなものを求められる、(4)女性は愛想よく柔らかな人間関係をつくっていく、などと認識される。

② **森田療法を取り入れられるタイプ**

　女性に限ったことではないが、森田療法に向いているタイプは以下のようにまとめられる。(1)自分の問題をなんとかしようと取り組む姿勢をもっていること、(2)症状や問題の展開に「とらわれの機制」が見られること、(3)性格に「強気」と「弱気」の両面性があること。

　紹介した症例にもあったが、女性の不安は月経周辺症状を伴うことも少なくない。とくに黄体期に集中、増悪傾向を示し、心身を巻き込んで臨床病像を複雑、悪循環化する。このように身体化する不安を心身両面から整理し、森田理論の作用機点を見出すことは、性差を超えたところで女性の不安を扱うことになり、その有用性が期待される。

第7章

森田療法が否定し、肯定した文化があった

「座敷牢から生還した新吉、その眼光——中原中也の哀しみの詩が共鳴する」とは、2014年の第61回日本病跡学会で筆者が行った会長講演の演題である。奇をてらったような題名であるが、詩人の高橋新吉を病跡学的にとりあげる機会を長くうかがっていたのである。

学会の大テーマも「真・善・美を解きほぐす『五億年たったら帰ってくる』」と新吉を前面に押し出す構成とした。このテーマだけ聞いても、何のことか理解できない方が多いだろうと思う。これは新吉の「るす」という詩の一節で、やはり心に長く留め置かれていたものである。

高橋新吉は、大正から昭和にかけて、ダダイズムによる形而上的な詩人として活躍した人物である。だが2回の座敷牢体験により禅に導かれたのちは、ダダイズムと決別して、禅詩人へと変貌した。

中原中也は、1923年（大正12年）に詩集『ダダイスト新吉の詩』と出会い、大いに影響を受けた。1927年（昭和2年）には「高橋新吉論」を書いて、6歳年上の新吉との交友がはじまる。この時期は、中也にとっては同棲していた長谷川泰子を小林秀雄に奪われた失意の時代でもあった。この時期の中也の詩は、ダダイズムの影響を受けて完成する。

中原中也は森田正馬の診察を受けたことがあり、中村古峡療養所に入院もしている。一方、高橋新吉は森田療法との直接の接触はないが、その生

涯や、傾倒したダダイズムと禅は、森田療法をより深く理解するうえで非常に重要な示唆を与える。そこで本章では、二人の詩人の事情を明らかにし、森田療法との関わりをまとめて示した。

第 1 節　中原中也の世界

　思春期には誰もが一度は「中原病」にかかるといわれたほど、中原中也の詩は心に響きわたる。ある人は、中也の再来のごとく、尾崎豊の歌を思い出すかもしれない。その中也が森田療法を受けていたとは驚きであった。
　筆者はそのことに 20 年ほど前に気がつき、実際に入院して森田療法を受けた中村古峡療養所（現・中村古峡記念病院）に何度かお邪魔した（古峡については第 6 章で詳しく触れている）。そこで古峡の子孫にあたる石川みちよさんと出会った。そして「森田療法を中也が受けたなら、必ず日記が診療録と同時に残っているはずなので、探してほしい」とお願いした。そのときは見つからなかった。数年後、それが見つかったことを新聞で知った。その資料はとても貴重なもので、現在は中也の故郷である山口県の湯田温泉にある中原中也記念館に保管されている。
　これから行うのは、中原中也の世界を触れることで森田療法を知ろうという試みである。

中也が生きた 30 年

　1907 年（明治 40 年）4 月 29 日、中也は山口市湯田温泉で生まれた。4 人の弟がいたが、写真で見ると、まるでライオンの家族のようでもあり、「サウンド・オブ・ミュージック」のトラップ・ファミリーのようでもある（図 7-1）。長男中也の弟たちへの愛情の深さを感じる。事実、1915 年（大正 4 年）の弟・亜郎の死は 8 歳の中也に大きな衝撃を与え、それが詩

作のはじまりになったといわれている。

　後でお見せする見事な筆跡からもうかがえるが、中也は学業でも天才的な能力を発揮して、1920年（13歳）に山口中学に優秀な成績で入学した。しかし短歌に夢中になり、中学3年のときに落第。故郷を離れて京都立命館中学に編入したという。天才に用意されたお決まりのコースのようにも思えるが、それは24年（17歳）、3歳年上の女優、長谷川泰子との同棲という形でさらに明らかになる。翌25年には二人で上京し、運命の人、小林秀雄と出会った。

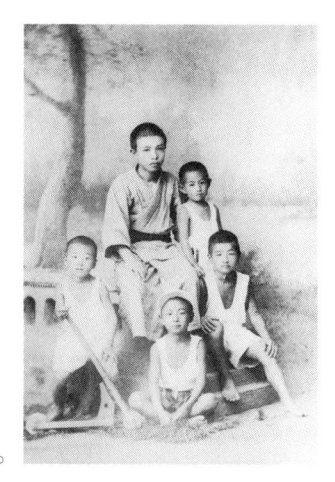

図7-1　弟たちと1921年（大正10年）ころ。後方左が中也

　1926年（19歳）、「朝の歌」、「サーカス」などの初期作品を発表した。1932年（昭和7年・25歳）には、第1詩集『山羊の歌』の刊行しようとするが、資金不足で中断。中也は、生涯で3度急性精神病状態となっているが、この時期に1回目と2回目の精神的変調を体験した。その後回復し、33年に遠縁の上野孝子と結婚する。翌34年には長男の文也が誕生し、念願の『山羊の歌』を12月に刊行。しかし36年（29歳）11月に文也が病死すると、再び精神的変調をきたし、中村古峡療養所に入院することになった。森田療法を受けたのは、このときである。

　中也は、1937年（30歳）10月22日に結核性脳膜炎で亡くなった。第2詩集『在りし日の歌』は、死後に小林秀雄の手で刊行された。

森田療法を受けるまでのいきさつ

　先に述べたように、1925年に中也は長谷川泰子と上京した。だが、そこには残酷な運命が待っていた。同年11月に泰子は小林秀雄のもとへと去り、28年5月まで同棲を続けたのである。この間も中也は泰子を忘れ

られず、小林宅へ頻繁に行っている。そのためか、このころはあまり詩を書かず、詩生活の総決算として『山羊の歌』の編集に没頭した。

　この時期に起こった精神的変調は、1932年ごろまで断続的に出現したようである。強迫観念、幻聴の出現などである。酒に酔うと誰かれとなく激しく衝突した。友人の安原喜弘は、「恋人のお佐規さん（長谷川泰子）と小林秀雄の裏切りより蒙った精神的打撃の痛手ではないか、とそばにいて痛切に感じた。一息いったこの時期にいっぺんに吹き出した」と述べている。この時期が初回と2回目の病相期である。

　翌1933年2月にはかなり回復し、再び詩を書きはじめる。同年12月に結婚し、その後長男が誕生、待望の第1詩集も刊行される。最も幸せな時期であった。ところが先述したように、長男の文也が亡くなる。「中也は遺体をいつまでも抱いて離さなかった。四十九日が終わるまでお坊さまに毎日来てもらい……中也の耳には、時々巡査の足音が聞こえたり、文也の葬式のことで悪口が聞こえる……」。中也の母のフクによる記述である（『私の上に降る雪は　わが子中也を語る』（講談社　1998））。

　中村古峡の療養所を紹介したのは、近所づきあいをしていた海東元介という人物である。それが運命的な出会いにつながった。12月に品川御殿山の診療所に行った中也は、なんと森田正馬の診察を受けたのである。そこで千葉寺の診療所を紹介され、1937年（昭和12年）1月9日から入院することになった。図7-2は、愛児文也を抱いた中也と、その一生を記述したものである。森田が正一郎を亡くしたときに書いた「亡児の思い出」を彷彿させる。

中也の受けた森田療法

　入院期間は1937年1月9日から2月15日の38日間であった。そのときの病床日誌が残っている。1月9日より2月1日の、隔離病棟の第三寮にいたときの記録で、看護人によって書かれたものである。そのなかに前

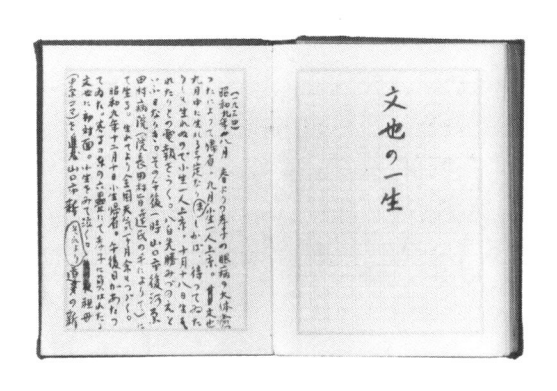

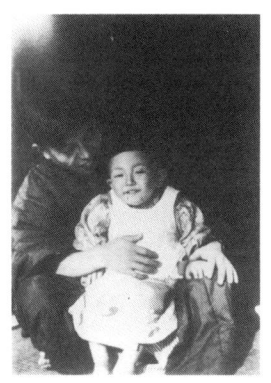

第7章　森田療法が否定し、肯定した文化があった

図7-2　文也を抱く中也と日記帳に書かれた「文也の一生」

年12月に御殿山の診療所で森田正馬の診察を受けたという記載がある。入院初日にルミナール、週3回のリンゲル注射を受けたともある。

この38日間を当時の、また中村古峡による森田療法に当てはめると次のようになる。

　　第1週（臥褥・安静期）　　1月9日～16日
　　第2週（基礎訓練期）　　　1月17日～24日
　　第3週（正規訓練期）　　　1月25日～

その後は、2月1日に開放病棟の第一寮へ転出し、正規訓練期の途中の2月15日に退院している。

病床日誌とは別に、療養日誌と千葉寺雑記の2冊が残されている。この療養日誌こそ、森田療法の主軸のひとつである本人の毎日の記録である。この日誌は、臥褥期と基礎訓練期を終え、正規作業期が開始される1月25日から31日までのものである。それ以後は開放病棟に移り、毎日回収型の療養日誌に記載した可能性がある。そのため残っていないのだろう。その代わり公表を意図しない千葉寺雑記が残っている。この雑記も、中也の本心が書かれた重要な資料である。

千葉寺雑記と療養日記

① 千葉寺雑記

　千葉寺雑記には中村古峡による森田療法の一日が書き記され、そこから独特の作業が行われていたことがわかる。具体的には、軽作業として室内掃除、庭掃除、貝殻砕きが行われていた。「貝殻砕き」については「貝殻を粉砕して、鶏の飼料に混じ、石灰養分とする」とある。また重作業としては、農耕作業、洗濯、水汲み、種々の運搬などとある。今でいう夜のミーティングであるが、中村古峡による講話会が月・水・金の夜に実施されていたようだ。また患者同士の説話訓練として、日曜日の夜に談話会が行われていた。

　中也は千葉寺雑記に古峡の講話記録を毎回正確に書き残している（図7-3）。そこからは、中也が当時としては目新しい精神医学の専門的知識に興味をもっていたこと、また高い理解力があったことがわかる。

　2月8日の頁には、「雨が降るぞえ——病棟挽歌」という詩がある。これによって中也の精神状態が緩やかに回復して、詩の精神を甦らせてきた過程が見えてくる。また治療体験記の下書きもある。著者名は千駄木八郎（童話を書くときのペンネーム）とあったが、訂正して柏村忠治（柏村は養子であった父親の姓）と名乗っている。そのなかで、自分の病気は「我が子を失ったための『悲しみ呆け』だ」と述べている。

② 療養日誌

　療養日誌は森田療法を受けていた証である。この日誌には、赤ペンで中村古峡によりコメントが書かれている（図7-4）。たとえば、中也の「あやうく感情に走りそうになるのを、今日はかなりきれいにくいとめました」という報告に対し、「感情の力が強く回復してきた証拠である」という古峡のコメントがある。時空を超えて森田療法が響いてくる。

　1月26日には、中也が体験した精神症状についての記載がある。「なる

べく廊下でも左側通行しなければ……この強迫観念は……」、「どうして幻聴があったりするまでに錯乱しましたかと……」、「わたしのは『悲しみ呆け』だと思うのです」の記述に対して、古峽は「よく自分の病気の本態が省察できるようになりました」と返している。

また古峽の検閲を意識して、患者としての優等生ぶりを示す記述もあった。開放病棟へ転出を懇願するものであるが、しかし叶わず「力及ばず、破棄、今日はとにかく沈黙ということにします」と記している。

さらには森田療法の「目からうろこ」的な体験として、次のような記載が1月30日にある。

　　小父さんと二人で山の掃除。何だか夢のように嬉しかった。庭を掃くことは元来嫌いではございません。（私は庭を掃く事などの中にある喜びを道祖的喜びなぞと申しております）
　　午後御飯は大変待たれました。小父さんと二人で火鉢を挟んで御飯をいただきました。「こんな熱い茶は近頃久しぶりだな」と小父さんが言った時は何ともいえず、嬉しゅうございました。俚謠を一つ作りました。

このときの俚謠（りょう）はそれまでの山口の方言ではなく、千葉の方言を使って書かれている。現実に即した生き方を取り戻した瞬間であった。

森田療法後の詩の変化

森田療法を受ける前の中也の詩は、筆者に言わせると「悲しみのトランス状態」と言い換えることができる。そのことは「臨終」、「ためいき」、「盲目の秋」、「失せし希望」、「汚れちまつた悲しみに」、「つみびとの歌」、「サーカス」などでわかる（いずれも『山羊の歌』より）。

それに対して、森田療法後に書いた詩で、後で詳しく見る「丘の上サあ

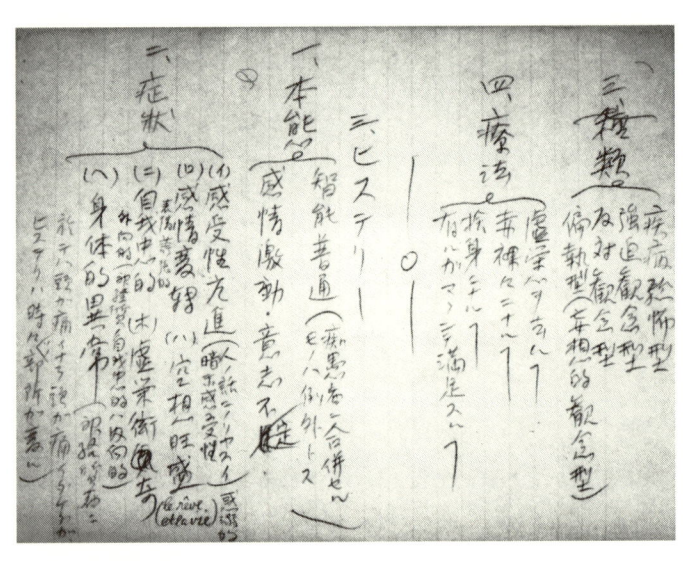

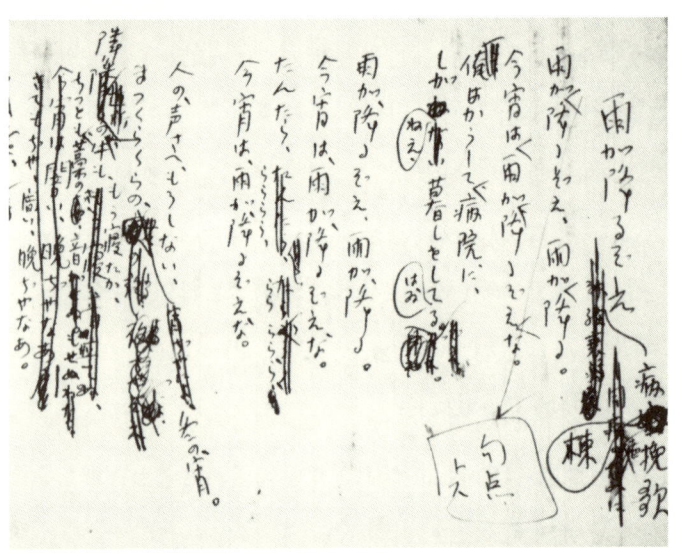

図7-3　千葉寺雑記。古峡の講話を正確に書き留めている。下は2月8日に書かれた「雨が降るぞえ」

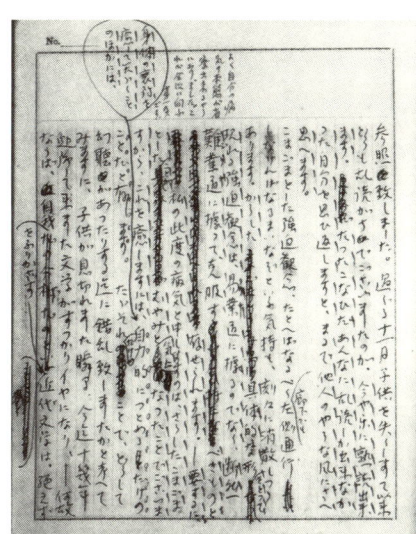

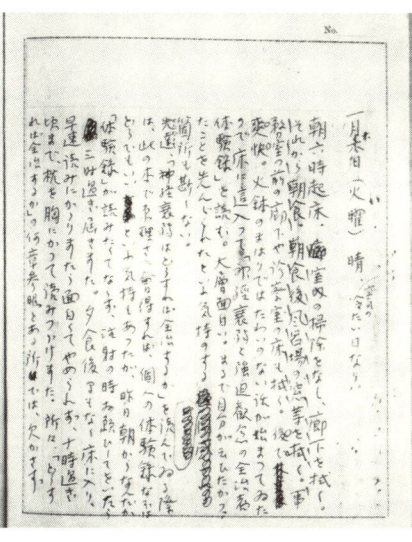

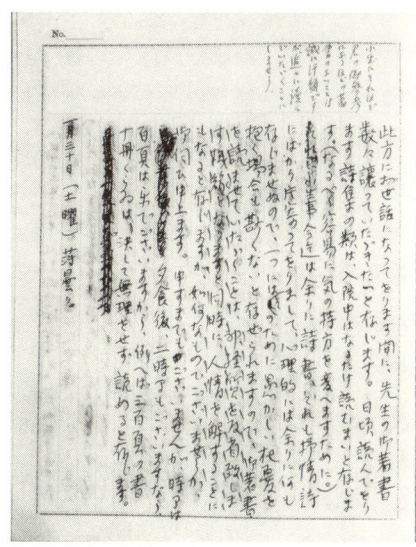

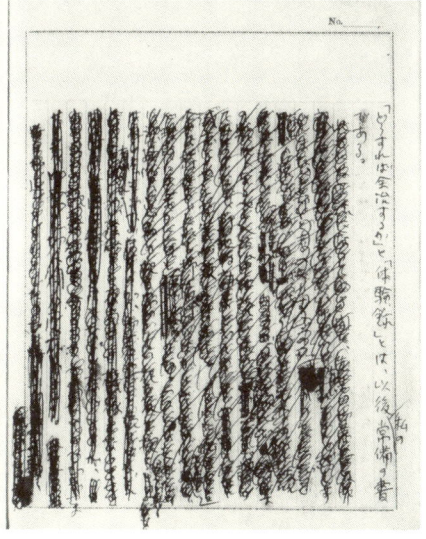

第7章　森田療法が否定し、肯定した文化があった

図7-4　療養日誌。中也の報告に対し古峡が赤ペンでコメントを返している

がって」には、今までにない解放感にあふれた、あるがままの風景が詠まれている。中也が受けた森田療法の足跡がうかがえるのである。また退院後に書いた「春日狂想」という詩では、これも後で見るが、「飴売爺と、仲良くなり」、「馬車も通れば、電車も通る」など、自然な生き方、感じ方で気持ちに折り合いをつけている。詩の評価は別として、ここに森田の世界が導入されているのである。すなわち、森田療法により「悲しみのトランス」からの解放されたのである。まとめると次のようである。

◎常に発病の危機にさらされていながら実際には3回の病相期のみであり、しかも数ヶ月のものであった。日常からの離脱、現実から距離を置くこと、創作活動が歯止めとなっていたからだ。具体的には、少年期は短歌からダダイズムに傾倒し、思春期は詩作活動と同棲があった。
◎しかし、弟の死や、息子の死という体験は、現実に引き戻す要因となり、それにより症状の発現に近づいていった。
◎森田療法を受けたことで、詩の創作活動という逃避的防衛を否定された。しかし、現実に即した生き方によっても詩は詠めることを体得した。第2詩集『在りし日の歌』でそれを示したが、その後に待っていたのは、30歳の若さで生涯を終えることであった。

第2節　高橋新吉の世界

　高橋新吉（図7-5）は森田療法を受けたわけではない。しかし禅宗を介して森田的な世界が浸透していったといえる。だからこそ、この二人を病跡的に比較する意味があるのである。
　高橋新吉の墓は愛媛県宇和島市泰平寺にある。筆者と新吉との出会いは、要するに故郷が同じであったことである。ここではまず生活史を極力簡単にまとめてみる。

第7章　森田療法が否定し、肯定した文化があった

1901年（1歳）	明治37年1月28日に愛媛県西宇和郡伊方町字小中浦で出生。	
1912年（12歳）	母病死。	
1918年（18歳）	無断で上京。神戸、大阪と移り住み、職を転々とした。	
1919年（19歳）	チフスにより療養所に収容。1年ほど郷里で静養。	
1920年（20歳）	懸賞短編小説「焔をかぐ」入選。「ダダ仏問答」を新聞掲載。	
1921年（21歳）	2月、郷里に戻る。金山出石寺の小僧となる。	
1922年（22歳）	「ダガバジ断言」を「週刊日本」に、「ダダの詩三つ」を「改造」に発表。暮れに急性精神病を発症した。八幡浜市の寺で足利紫山老師の提唱を拝聴。	
1923年（23歳）	詩集『ダダイスト新吉の詩』を刊行。	
1927年（27歳）	中原中也、下宿先の吉春館に来訪。	
1928年（28歳）	10月、岐阜の禅寺で発病（岐阜県美濃加茂市伊深町の妙法山正眼寺）。故郷に連れ戻され、11ヶ月間、自宅の座敷牢に入る。	
1929年（29歳）	9月、新吉を見るに忍びなく父が絶望の果て自殺。	
1932年（32歳）	上京し本郷に下宿。小説「精神病者の多い町」を発表。	
1934年（34歳）	「大般若経」600巻を読了。『日食』刊行。	
1935年（35歳）	浜松方広寺で紫山老師に初めて参禅。	
1936年（36歳）	小説集『狂人』刊行	
1940年（40歳）	樺太に遊ぶ。全国の古社をめぐる。	
1944年（44歳）	日本海事新聞入社。「船長物語」「機関長物語」を連載。	
1950年（50歳）	『高橋新吉の詩集』刊行。	

図7-5　高橋新吉（1901-87）

1951 年（51 歳）　一柳喜久子と結婚。
1952 年（52 歳）　『高橋新吉詩集』刊行。
1955 年（55 歳）　長女新子生まれる。
1958 年（58 歳）　『参禅随筆』、『無門関解説』刊行。
1960 年（60 歳）　次女温子生まれる。
1961 年（61 歳）　美術論集『すずめ』刊行。
1962 年（62 歳）　詩集『鯛』刊行。
1965 年（65 歳）　『ダガバジジンギヂ物語』刊行。
1969 年（69 歳）　『道元』、『詩と禅』刊行。
1973 年（73 歳）　『高橋新吉の禅の詩とエッセイ』刊行。
1981 年（81 歳）　詩集『空洞』刊行。
1984 年（84 歳）　詩集『海原』刊行。
1987 年（87 歳）　6 月 5 日永眠。宇和島・泰平寺に葬られる。

　まるで社会科の教科書にあるような年表になってしまった。でも 87 年の長き人生に、とりあえずどのようなエピソードがあったかは概略がわかったと思う。
　特筆すべきは、52 歳で結婚し、それに伴って、第一子誕生が 55 歳、第二子が 60 歳であったことである。これについては本人も多少述べているが、私たちのほうでも病跡学的に新吉の病歴を考える必要がある。その根底にある禁欲主義と禅との関係が見えてくるだろう。
　前述の新吉の生活史のなかには病歴に関する記述も少しあった。しかし病歴は改めて抽出しておく必要があるので、ここで再び年表形式ではあるが、その要点をまとめてみる。

座敷牢が語る新吉の軌跡

　座敷牢を体験した人の病跡学的研究は今までにあったのだろうか。もし

かしたら、この新吉が初めてではないかと期待する。

　当時、全国に存在していた座敷牢とはどんなものだったのか。それについては、古くは呉秀三らの「精神病者私宅監置ノ実況及ビ統計的観察」の報告が有名である。昭和であったが、筆者の郷里にも畳屋の倉庫の地下に座敷牢があったのを記憶している。以下、新吉の病歴とその周辺の出来事を記す。

1919年（19歳）　チフスにより療養所に収容。1年ほど郷里で静養。
1922年（22歳）　12月、弟竜雄の死、義母藤野入籍。この年の暮れに発狂が報じられる（50日間座敷牢へ入る）。
1923年（23歳）　辻潤編集、佐藤春夫の序文付きで詩集『ダダイスト新吉の詩』を刊行。郷里で受け取った高橋は、形がないところにダダの本質があるためなのか、この詩集を破り捨てたという。本当の心情はわからない。
1928年（28歳）　10月、岐阜県伊深村正眼寺で座禅の接心中に発症。郷里に連れ戻され、11ヶ月間、自宅の座敷牢に入る。躁狂性が激しくなり、絶えず咆哮し、家人や友人に見境なく糞尿を投げつける。
1929年（29歳）　新吉を見るに忍びなく、父が絶望の果て自殺。
1931年（31歳）　1月、病癒えて上京。辻潤との関わりのなかで、「天狗になった、天狗になった」と叫んで屋根から飛び降り、警察から青山脳病院に担ぎ込まれる。
1935年（35歳）　静岡県遠江の国奥山の方広寺で柴山老師のもと参禅。
1953年（53歳）　9月、柴山老師より悟道を体得したとして印可を与えられるまで、接心の際、決まったように警察に留置される（接心による極度の疲労によって新吉のふるまいが当時の社会通念と異なっていた）。

これ以降も数々の奇行が報告されているが、先に述べたように、積極的な治療を行うまでには至っていない。

第3節　中也と新吉の病跡的接近

中也と新吉の詩が共鳴する

　第1章で述べた「森田療法の謎」の答えがここにあった。大正のあの時代は「不安のかたまり」であったのだ。中原中也と高橋新吉の生涯を通して、それが確認できた。

　高橋新吉は、大正から昭和にかけて、ダダイズムによる形而上的な詩人として活躍した。2回の座敷牢体験は、不安を突き抜けた精神病性の病によるものであるが、参禅のたびに症状が再燃した。ダダによって、その症状は鎮圧されていたように思われる。しかし結局、禅に導かれ、ダダイストから決別して禅詩人へ変貌した。

　中原中也は、大正の終わりに『ダダイスト新吉の詩』と出会い、大いに影響を受けた。そして昭和のはじめに「高橋新吉論」を書いて新吉と親交をもった。一方でこの時期は、小林秀雄に長谷川泰子を奪われた失意の時代でもある。

　中也の代表的な詩に「汚れつちまつた悲しみに」がある。

　　汚れつちまつた悲しみに
　　今日も小雪の降りかかる
　　汚れつちまつた悲しみに
　　今日も風さえ吹きすぎる

　　汚れつちまつた悲しみは

第7章　森田療法が否定し、肯定した文化があった

　　たとえば狐の革裘(かわごろも)
　　汚れつちまつた悲しみは
　　小雪のかかつてちぢこまる

　　汚れつちまつた悲しみは
　　なにのぞむなくねがうなく
　　汚れつちまつた悲しみは
　　倦怠(けだい)のうちに死を夢(ゆめ)む

　　汚れつちまつた悲しみに
　　いたいたしくも怖気づき
　　汚れつちまつた悲しみに
　　なすところもなく日は暮れる

　中也が影響を受けた詩集『ダダイスト新吉の詩』は、1923年（大正12年）に発表されている。この詩集は「ＤＡＤＡは一切を断言し否定する」という言葉からはじまり、収められた有名な「皿」という詩では、食堂の皿洗いをしていたときの心境を「皿皿皿皿皿皿皿皿皿皿皿皿皿皿皿皿皿皿皿皿皿皿皿皿皿皿皿皿／倦怠」と表現した（これは縦に書くことが正確である）。

ダダイストからの決別──その後に待っていたもの

　形而上的詩人である二人の運命は、ある体験によって大きく分かたれた。
　新吉は、19歳で「ダガバジ断言」を発表してダダイストとして旗揚げすると同時に、仏教への傾倒がはじまった。しかし22歳のときに、弟の死、義母の入籍を誘因に急性精神病を発症し、50日間にわたって座敷牢に入れられた。それからも参禅のたびに精神的変調をきたし、29歳のとき再び座敷牢に11ヶ月入ることになった。その後の奇行は数多くあった

が、積極的な治療をするまでには至らず、むしろ禅の修行の結果、52歳で印加を受けるまでになった（悟りの体得）。形而上的な詩は、禅の基本的な視点で読み解くと、ある程度まで理解が可能である。実にほっておけない世界である。
「るす」は、新吉が禅の印可を受けた後の代表的な詩である。

  留守と言え
  ここには誰も居らぬと言え
  五億年経ったら帰って来る

　中也の3回の病相は、失恋、出版困難、我が子の死という心理的ストレスを誘因とした急性一過性精神病性障害、または非定型精神病ととらえられる。すなわち、元来、神経症レベルの性格である。先述したように、29歳のときには御殿山の診療所で森田正馬の診察を受け、中村古峡療養所に入院し、短期間ではあったが森田療法を受けている。
　次に紹介する「帰郷」は、中也が森田療法を受けた後に詠んだものである。

    柱も庭も乾いている
    今日は好い天気だ
      縁の下では蜘蛛の巣が
      心細そうに揺れている

    山では枯木も息を吐く
    あゝ今日は好い天気だ
      路傍の草陰が
      あどけない愁みをする

これは私の故里だ
　　さやかに風も吹いている
　　　　心置きなく泣かれよと
　　　　年増婦の低い声もする

　　あゝ　おまえはなにをして来たのだと
　　吹き来る風が私に云ふ

「森田療法と禅」が二分した二人の運命

　中也は森田療法を受けた後に、「悲しみのトランス」状態から解放された。しかし、２冊目の詩集である『在りし日の歌』を小林秀雄に託して、30歳の若さで死んでしまう。まるで創作活動に終止符を打った証のようである。

　それに対して新吉は、病歴からも統合失調症と考えられるが、「禅－超越－形而上」世界を形成し、緊張病性レベルの性格をものともせず、87歳まで創作活動を続けた。ここに森田療法と禅が二分した二人の運命が、両人の詩を通して聞こえてくる。

　先に触れた「丘の上サあがって」は、中也が中村古峡療養所に入院中に詠んだもので、千葉の方言を織り込んだ中也らしからぬ詩である。

　　丘の上サあがって、丘の上サあがって
　　千葉の町サ見たば、千葉の町サ見たば、

　　県庁の屋根の上に、県庁の屋根の上にヨ、
　　緑のお椀が一つ、ふせてあった。

　　そのお椀にヨ、その緑のお椀に、

雨サ降ったば、雨サ降ったばヨ

　つやがー出る、つやがー出る。

　晩年の詩集『空洞』にある「白い雲の下に」は、新吉が長く詠み続けた「すずめ」を題材にしたもので、印可を受けたことを明確に感じさせる詩である。

　　白い雲の下に
　　雀が飛んでいる

　　オレは百億年を
　　ひとりで飛んでいる

　　深い雪の中に
　　鳩が死んでいる

　　オレは一日に
　　二千回は死んでいる

　　遠い空の奥に
　　鳥が遊んでいる

　　オレは一瞬に
　　どの星にも遊んでいる

第 7 章　森田療法が否定し、肯定した文化があった

中也とキリスト教

　中原中也は洗礼こそ受けていなかったが、クリスチャンと言っていいほどの経歴がある。故郷の山口はフランシスコ・ザビエルが宣教した地でもあり、カトリックとの縁が深い。明治中期にはフランスのヴィリヨン神父が長期滞在し宣教した。また中也の祖父母は信徒である。したがって、地理的、家庭的に深く影響を受けていたことになる。

　中也の庇護者であった関口隆克は、臨終の席で中也の最後の言葉を聞きとった。

　　乱暴をしたり人嫌ひになったり自己嫌悪に陥りて、孤独の内に沈着することが度々あった。そんな時には中原は聖書を読み涙を流して独り祈ってゐた。祈りは真剣で痛ましく、堪え難い思ひをさせたが、やがて彼を優しい静かな人に戻し、毎時も人を愛する心とそのために苦しみ悩む心とを縒り合せた美しい詩稿を書かしめてゐた。中原は天主教会に行ったことはなかったであろうが、自らでは、カソリックの真実の教徒を思ってゐた。泥酔して教会に乱入し聖像の下にひれふして祈ったベルレーヌの逸話を感動をこめて物語り、キリストこそ彼の教主でありカソリックが単一の宗教であると確信をもって云った。子供が亡くなってから彼の詩風は一変したと言はれてゐるが、宗教に対する考も変った。それまで極端に忌んでゐた仏教を懐かしみ、死児が天国の神の下に戻り神となると云ふキリスト教の考へよりは、西方浄土に嬉戯してゐると説く仏教の説が意味深く憶へると談った。

　入院の急報によって馳けつけたとき、きれぎれの言葉の内に、『二つの教を同時に信ずること……。同宗同拝云々(うんぬん)』と云ふ呟きが聞きとれた。何を云はうとしたのであろうか。

中原中也の死に際して高橋新吉が書いた追悼文がある。

　私は、昨年の暮れに、ふとしたことから、キリストの神なるものが、バカにできぬものであることを、知ったのである。この事は私にとっては、七十年の生涯で、はじめて知った事であった。聖書が、偉大な書物であることも、同時に知ったのであるが、私は、そのうち、よくよんでみようと思っているのである。私は、神を信ずることもできると、思ったのだが、禅の境地と、別に、ちがっていると思えなくなったのである。
　中原が、「同宗同拝云々」といったのは、このことだなと思うのである。
　禅でも、カソリックでも、行きつくところはおなじである。
　宗教は、どの宗教も、表現や方法がちがうだけで、帰一するところは、おなじであるから、「二つの教を同時に信ずること……」と、中也は、呟いたのに相違ない。まことに暗示に富んだ、驚くべき真理を含んだ言葉である。
　新しき信仰の道を、中原中也は、いまわのきわに、関口隆克という、最も親しい友人に、さし示したのである。私は、この声に従って、進もうと思うのである。

中也は、キリスト教こそが自分にとって救世主であり、自らを真実の教徒であると思っていた。しかし子供が亡くなってから彼の詩は一変し、それまで嫌っていた仏教を好むようになった。最後に近い時期に「二つの教えを同時に信ずること……同宗同拝云々」と言ったのだ。これはキリスト教も仏教も、どちらも同じものだという気持ちの現れである。新吉は、追悼文でさらに禅でもカトリックでも、行きつくところは同じであると述べているのである。
　中也の詩をその観点から読み直すと、本人個人の創造性というより天か

ら何か与えられた啓示の一部を垣間見ているようでもある（河上徹太郎『日本のアウトサイダー』）。中也のダダ的イメージが、カトリック的色彩を帯びた観念に凝縮していったともいわれている。さらに河上徹太郎は次のように記載している。

　　中原は、何よりも先ず自分をアウトサイダーとして純潔に保たんがために、カトリックに憧れたのだった。……
　　先ずカトリックは中原にとって考え得べき最も完璧で、包括的な世界観であった。……
　　キリスト教があらゆる宗教の中で最も正しい時間の観念をもっているという。……
　　中原のように言葉より行為を、しかも無意識的な状態で捕えようとする詩人にピッタリなのである。……
　　中原は直観的にそれを感じ、しかも罪の意識の振幅の大きいカトリックの世界に浸って気易さを感じていた。

　中也は何を想い、何と闘ったのだろうか。
　形而上の中也の詩は、クリスチャンとしての時空を超えた世界であった。形而下にある哀しみの日常は、森田療法を通じて仏教（禅）に共鳴していった。死を目前にしたきれぎれの言葉で「同宗同拝云々」は、中也の代表作のひとつである「茶色の戦争」の終戦を意味しているのである。いわゆる「中道」に達したのである。

森田療法と宗教

　新吉は禅宗、中也はキリスト教を信仰した。そこに介在した森田療法の意義は、とても深いものである。では、その意義とは何か。森田療法をさらに深く理解するために避けられない課題である。実は、この問いに対す

る解答は「序章」に書いてある。もう一度その部分を読んでほしい。森田もきっぱりと言っているように、森田療法は宗教ではなく治療法である。禅を研究したこともなく、行きついたところが禅の考えに類似していたまで、と述べている。簡単に実行できそうに見える森田療法ではあるが、実践するにはかなりの厳しさが伴う。その理由が宗教にはある「主」の不在である。

　創造の主のいない「自然」に服従することは並大抵の覚悟では実現困難である。だから森田正馬の残してくれた言葉が福音となるのである。とくに「そのままでいいんだ」、「なおさなくていい」という愛に満ちた言葉は、勇気を与えてくれる。すなわち森田の言葉に、神経症者は「主」を感じているのである。決して宗教ではない。「主」ではないが、森田療法では「自然」をあたかも「主」なる存在のような姿として理解することは、高いハードルである。このハードルは、日々行動、実践していくうちに消えていくものである。

　実際森田は、ずいぶん後になって宗教との関係を次のように述べている。

　　なおここに一般民衆のために一言すべきことは、本療法が、精神療法であるということによって、ただちに世上多く見る催眠術師が行なうような療法や、心霊療法もしくは宗教的形式を加えた療法と同一視するものがあれば、それは玉石混同もはなはだしいものである。ただたまたま本療法は、あの修禅の道程と酷似していて、あたかもその縮写のような感があるけれども、あれは徹頭徹尾、宗教であって、これはあくまでも科学である。禅では「夫れ坐禅は身を端し、意を正しくし、己れを潔くし、心を虚にし……たとひ事の来るのを憶ふとも、情を尽して放棄せよ、静定の所に向て正念諦観すべし」と教えるけれども、こちらでは、このような準縄と警策とを要しない。禅では作業の徳を讃えて「一日なさざれば一日食はず」とかいうけれども、こちらでは作業の価

値を説かず、目的を論じない。ただ自然の発露に任すのみである。禅では悟後の修養を説くけれども、こちらでは再発の予防を要しない。蓋し当然の事と思われる。(『神経質の本態と療法』より)

第4節　ダダと森田療法

　ダダと森田療法の関係を論ずる前に、まず中原中也と高橋新吉の二人とダダとの関係をまとめておく。中也の初期の詩は、新吉のダダイズムに影響されている。

　俺は昨夜宇宙が獲得できた（中也）
　宇宙は俺だけのものだ（新吉）

　中也は森田療法を介して「あるがまま」の世界を詠むことになる。
　新吉は「ダガバジ断言」、「ダダの詩三つ」や詩集『ダダイスト新吉の詩』によって、ダダイズムによる形而上的な詩人として認知されていた。しかし先にも述べたように、2回の座敷牢体験により禅の世界に導かれ、ダダイズムと決別して禅詩人へ変貌していく。

ダダとはなにか

　ダダは、第一次世界大戦の戦火を逃れてスイスのチューリッヒに集まったトリスタン・ツァラなどの詩人たちが、1916年（大正5年）に起こした芸術活動である（ダダという言葉は、フランス語で幼児が使う「お馬どうどう」の意）。従来のアカデミズムも未来派などの前衛芸術も戦争の前には無力だとわかった時代に、個人の感性を絶対とし、いっさいの既成価値を否定することを基本として生まれた。反リアリズム、反文明、反客観

の象徴といえる。

　スイスで起きたダダは、その後フランスに活動拠点が移る。しかしそれも数年の命で、アンドレ・ブルトンによるシュールリアリズムによって壊滅させられることになる。シュールリアリズムは自分の意志で無意識の世界を表現するという技法が明確であったためである。

　当時フランスでは、無意識の世界を抽出したフロイトの精神分析が一世を風靡していた。これは、言語化、理論化の困難な森田療法の前に認知行動療法が立ちはだかっている現在の姿に似ている。

ダダと神話解放運動

　ダダをもう少し掘り下げるためには、第6章で詳しく述べたエレンベルガーの神話解放運動が役に立つ。簡単に振り返ると、その特徴は次のようなものであった。

1　外来文化と自己文化の分離
2　祖先に対する信頼
3　新たな基礎の再建
4　最大限の解放への激しい熱望

　神話解放運動とは、民族の同一性の危機にさらされた原住民が、再び自己の神話を解放しようとするが、無意識に自己破壊的、非現実的、非社会的内容を内包しているものである。そのメカニズムは無意識の機能として説明されている。無意識の機能とは、すなわち次の4つであった。

1　記憶の保存
2　体験の分離機能
3　創造的機能

4　神話的再生機能

ダダとの決別

　ダダイズムとは、無意識の機能による「神話解放運動」である。それは得体の知れない不安への対処であったといえる。

　新吉にとってダダとは、カタトニア（統合失調症）の世界から自我を防衛するために必要な創作活動であった。「狂気」をはらんだ新吉の詩には、「カタトニア－形而上」の世界が表現されている。

　50日間と11ヶ月の2回にわたる座敷牢の生活と、父親の自殺は、新吉を強制的に現実の世界に引き戻すものであった。しかしダダでは自己防衛をしきれない。そうした状況で、ダダイズムを超える真の形而上的な挑戦として禅の世界があったのである。悟りの会得は、新吉にとって自我を守る道のりであった。

　中也もダダイズムに傾倒することで精神的変調から自我を守った。新吉は精神病質であったが、中也は神経症レベルであり、自己の世界を独創的な創作活動へと展開した。しかし、あくまで現実から距離を置く「悲しみのトランス」がテーマであった。

　森田療法のゴールも、禅と同様に「形而上的世界」である。感情の上にあって「自然服従」を実践する森田によって、中也は「哀しみの世界」から解放はされたが、詩の創作活動には終止符が打たれた。それは中也にとって死を意味した。

第5節　中也と新吉の詩が向かうところ

　では、中也と新吉の詩が向かうところはどこにあったのか。新吉は広い世界、宇宙に届く詩を詠んだ。禅には、新吉の求める宇宙観が存在した。

中也は狭い世界、声が届く詩を詠んだ。向かうところは「形のない心」、「言語化できない心」を「詩という言葉」で求めることで、そのために熾烈な戦いに挑んだ。

　森田療法は、禅と同様、脱焦点化による広い世界で生きることを推奨するため、中也の向かう世界には抑止力となった。『在りし日の詩』にある「蛙声（あせい）」という詩には、天と地という中也らしからぬ宇宙観があり、「春日狂想」という詩で登場する「愛するもの」が「詩」だったとすれば、中也は自殺しなければならないことになる。

蛙声

　天は地を蓋（おお）い、
　そして、地には偶々（たまたま）池がある。
　その池で今夜一と夜さ蛙は鳴く……
　――あれは、何を鳴いてるのであろう？
　その声は、空より来り、
　空へと去るのであろう？
　天は地を蓋い、
　そして蛙声は水面に走る。
　よし此の地方（くに）が湿潤に過ぎるとしても、
　疲れたる我等が心のためには、
　柱は猶（なお）、余りに乾いたものと感（おも）われ、
　頭は重く、肩は凝るのだ。
　さて、それなのに夜が来れば蛙は鳴き、
　その声は水面に走って暗雲に迫る。

春日狂想

<u>愛するものが死んだ時には、</u>
<u>自殺しなきゃあなりません。</u>

愛するものが死んだ時には、
それより他に、方法がない。

けれどもそれでも、業（？）が深くて、
なおもながらうこととともなったら、

奉仕の気持に、なることなんです。
奉仕の気持に、なることなんです。

愛するものは、死んだのですから、
たしかにそれは、死んだのですから、

もはやどうにも、ならぬのですから、
そのもののために、そのもののために、

奉仕の気持に、ならなきゃあならない。
奉仕の気持に、ならなきゃあならない。

新吉と中也の出会いと別れ

　1927年（昭和2年）10月7日、中也が辻潤の紹介状を持って新吉の下宿（吉春館）を訪れた。以後交友を結ぶ。二人で佐藤春夫の家を訪ねたこともある。九段下の泡盛屋でよく飲んだ。中也夫婦が花園アパートに引っ

越したとき、荷車から降ろすのを新吉が手伝った。「歴程」同人会で喧嘩し、その後絶縁状態に。再会は中也の死であった。

　以下に引用したのは、中也が新吉に宛てて書いた手紙である。これには「高橋新吉論」という文章が添付されていた。これを読むと、中也がいかに新吉に心ひかれていたかがわかる。

　　僕は貴兄の好きな無名の者です。僕は貴兄を結果的にといふよりも過程的に見て大好きなのです。二三日前初めて辻氏を訪ねたら貴兄に手紙を出してみるがいゝといはれたので、手紙を書かうとしたのですが、手紙つて奴が僕には六ヶ敷いから、過日書いた貴兄についての論文（？）を送ることにします。
　　なにしろ貴兄が特異で在ることと、僕が論文を纏める才にひどく乏しい上に論文の大体の相手を持たないために随分変なものかも知れないが、単なる好意で書いたものでも単なる悪意で書いたものでもないのだから、
　　読んだら返事を願ひます。
　昭和二年九月十五日　　　　　　　　　　　　　　　中原中也
　　高橋新吉様

第6節　森田療法と禅

　森田正馬は、自ら創始した「神経質に対する余の特殊療法」は、「禅から影響を受けたのではなく、西欧医学的心理学的に出発したものであり、強迫観念の原理を発見してから禅の意味がわかるようになったもので、禅と一致するからといっても禅から出発したものではない」と述べている。
　本来なら、高橋新吉について話す前に、森田療法と禅について説明しておく必要があった。しかし、禅と森田療法については今までも少なからず

報告されており、その関係については周知の方が多い。そのために、先に新吉と中也の興味深い病跡的接近について述べたのである。

とはいえ、禅と森田療法の関係は、やはり改めてまとめておく必要がある。ここでそれを示すとともに、禅病と白隠についても述べた。

禅について

禅は釈迦による伝説的な起源をもつが、西暦500年ごろの達磨により中国に伝承されたと言われる。宗教的側面よりも、哲学的心身修養の法として純化してきた歴史をもつ。知識を中心としたそれまでの仏教に対して、知識と瞑想による漸悟(ぜんご)(ゆっくりと知識と経験を積み悟りに至ること)でなく、頓悟(とんご)(あるとき突如悟りに達する)を目標とした仏教として、禅は一時急速に発展した。その後、明朝の時代に廃れた。理由には、儒教などの他の教義に吸収された側面と、その内容がより哲学的に純化される過程で一般の人々の理解を得にくいものとなってきた側面がある。

日本では、鎌倉期以降に臨済宗、曹洞宗などにより伝承されてきた。臨済宗は武家政権に支持され、政治や文化の場面で重んじられた。曹洞宗は地方武家、豪族、下級武士、一般民衆に広まった。現在、世界的に知られる禅は日本から欧米に伝わったものである。ここで禅の基本思想をまとめて示す。

① **非言語的な理解の重視**
これは不立文字(ふりゅうもんじ)(大切な事柄は文字では伝わらない)という言葉や、教外別伝(きょうげべつでん)(教の他に別に伝があるのではなく、師から弟子へ、心から心へ直接の体験として伝えなければ伝わらない)という言葉に象徴される。

② **直指人心と見性成仏**
直指人心(じきしにんしん)とは、自らの心を理解し受け入れること、つまり人間の心の中

にある仏性を直接的に理解させることである。

見性成仏とは、人間の本性に存在するはずの仏性にまみえることで、人間的成熟や完成を果たすことである。

心は、求めても把握できるものではないし、決まった形がないという事実を、観念ではなく、自己の体験として知ることが「安心」を得ることであり、成仏（仏性を感得）することになると考えるのである。

そのなかで生まれたのが、厳しい修行よりは、坐禅と公案の2つの基本的方法とともに、生活実践における心身修養の重視であった。つまり日常生活全般を修行の場と考え、雲水（修行僧）の僧堂生活のすべてを極めて規則化、細分化、分業化し、各担当者がそれを対等に重んじ、務める傾向が生じた。

③ 永平寺における日課

生活のすべてが、規則化、構造化されている。このため禅寺では七堂伽藍という寺院施設の中に浴室、洗面所など生活の場すべてが修行の場として含まれる。

④ 黙照禅と看話禅

禅の悟りに至る方法として、先述の雲水の規則的僧堂生活の他、日本では宗派により、坐禅と公案のどちらに重きを置くかに相違がある。黙照禅では、坐禅を重視し、公案の意義を重く捉えない只管打坐（ひたすら坐禅する）という曹洞宗の考え方がある。

看話禅では、坐禅より公案を重視し、公案を研究し理解することで悟りに至ろうとする臨済宗の考え方がある。

⑤ 公案

公案は、隻手の声「隻手声あり、その声を聞け」（大意　両手を打ち合わせると音がする。では片手ではどんな音がしたのか、それを報告しなさ

い)とか、狗子仏性「狗子に還って仏性有りや無しや」（大意　犬にも仏性があるでしょうか？）というような、一見無意味で回答困難な命題に対して、ひたすら言語的な応答を求める。

　言語的、論理的な説明が困難であるという状況に自己を埋没させることが、言語的、論理的世界から離れた意識状況をもたらし、すなわち「悟り」に至るとされる。

森田療法と禅の比較

　森田療法と禅を比較するとき、どこに視点を置くかという問題がある。ここでは以下の視点に絞ることにした。

　◎禅における悟りと神経症の治癒における心理的態度
　◎悟りに至る心の展開と神経症の治癒に至る心理的展開
　◎修行（坐禅、公案、作務）と入院森田療法の構造

① 森田療法と禅の基本的骨子

　古来より、高度な自己形成を目指すには様々な工夫がされた。それは苦行、経典の勉学においても容易には得られないということが基本的課題であった。そこで禅は、坐禅、公案、作務の３つにより現在の自分になりきり、論理的理解から離れることを基本の構造として、この課題を乗り越えようとしてきた。この認知変容の技法は、森田療法では、絶対臥褥、煩悶不問（講話、日記、助言）、作業と基本構造を同じくしていると考えられる。

　興味深いのは、過酷な修行の後、白隠禅師が至ったといわれる禅病というものである。頭がのぼせる、手足や腰が凍りつくように冷える、耳鳴りがする、消化不良と悪夢に苦しめられて、眠れない日々が続く心身症的状態である。

禅病は、坐禅を組んだり修行中には起きないが、普通の生活に戻ると生じる。禅病に苦しんだ白隠慧鶴(はくいんえかく)とはどんな人物だったのか。

　白隠（1686-1769）は、臨済宗中興の祖と称される江戸中期の禅僧である。15歳で出家して諸国を行脚して修行を重ね、24歳のときに鐘の音を聞いて悟りをひらいたという。しかし満足せずさらに修行を続けた。禅病になったのはそのころである。道鏡の厳しい指導を受けて、悟りを完成させた。禅病を治す治療法を考案し、多くの若い修行僧を救った。

　白隠は自画像ともいえる「達磨図」ほか、禅の教えを表した多くの禅画を制作し、そこに禅語を記している。とくに興味深いのに「動中工夫は静中に勝る百千億倍」というものがある。これは静かに悟りをひらくのではなく外へ打って出よ、一言で示せば、活動的であれという意味である。さらに「直指人心　見性成仏」というのもある。これは、自らの心を真っ直ぐに見つめることで初めて己の仏性に気がつく、それが年月を重ねることで穢れてしまう、だからこそ見つめなおせ、という教えである。私はとくにこの２つの言葉に森田療法の基本的な骨組みを感じる（図7-5）。

② 森田療法と禅の類似性

　森田療法と禅の類似点とは、まず両者とも目的から離れたところでの、生活実践を重視している点である。現在の森田療法は外来でも行われているが、原法は入院である。ただし森田は初期から入院できない遠方の人には、手紙による指導を行っていた。禅はもちろん禅寺での修行によるものである。そして特別な修行ではなく、日常生活そのものを重視している点は、非常に共通している。

　その背景には、人間の本性に関する徹底した肯定がある。性格の良し悪しや能力の優劣を問題にしない。自然な感情をそのままにして行動あるのみである。その結果、自己のもつ不安を超越した、あたりまえの世界に安心感が生まれるのである。その感覚は徐々に得るのではなく、心身にわたって、ある種の突然の展開（禅では身心脱落(しんじんだつらく)）により変化した状況（禅で

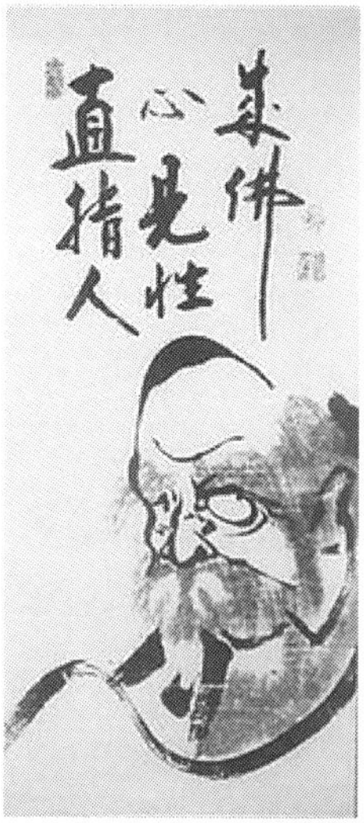

第7章　森田療法が否定し、肯定した文化があった

図7-5　白隠は大量の禅画を残した。達磨図には「直指人心　見性成仏」とある。

は悟り）を到達点としている。「目からうろこ」的感覚である。また森田療法の不問不答と同様、禅でも言語的理解を否定していながら、言語的な促しを多用する矛盾も、類似点といえるかもしれない。

③ 神経質者と禅僧（真の求道者）の類似性

　神経質者が求める不安のない世界と禅僧の求める悟りの世界は、自分の中のかくあらねばならないという理想的な世界像である。両者ともそれに到達できないことに強い葛藤を抱いている。この自己愛的、誇大的自己像を現実の世界でどのように処理するかというテーマは共通している。

　禅では極度な清貧を好み、俗世から離れることを好む。神経質者は通常生活を生きているので、この葛藤状況が神経症症状を引き起こして不適応状態に至る。禅の求道者と森田神経質の性格傾向は、自己愛的、完全主義的な側面で類似した性質をもつといえる。

　森田は若き日に鎌倉円覚寺に参禅した経験がある。円覚寺には夏目漱石

も参禅しており、文化的サークルの印象のある場であった。森田自身は、禅と森田療法の関連については否定的な言葉を残しているが、講話や講演には禅的な内容が少なからず含まれていた。また極めて平易な禅語を引用し、患者の心の動きを捉え、導くのに役立ててもいた。

④ 森田療法と禅の相違点

共通点が多いなか相違点を見出すことの意義は、森田療法がその独自性を作用点とした治療法として有用性の証明である。

森田療法は、あくまで病的なとらわれから離脱することを目的としている。それに対して禅は、自己というより普遍的なものに関するとらわれからの遊離を目指すといえる。また森田療法は、禅における公案のような無意味な命題を用いない。煩悶する患者をあくまで不問に置きながら、講話、日記指導、不問不答のなかで心の「杭」となる打ち込み的助言などにより、とらわれからの全体的離脱を促進させるのである。

禅との類似点、相違点を踏まえて森田療法をとらえる

① 症状をどう考えるか

森田療法では「症状」を直接相手にしない。「症状」を取り去ろうとはしない。「症状」となってしまった違和感は、もとをただせばあたりまえの自然な感覚である。精神交互作用によって膨れ上がったその感覚を、もとの自然な違和感に戻していくのが森田療法のやり方である。森田は、「本療法の着眼点は、まず第一にその複雑な精神の葛藤を去って、これを単純な苦痛または恐怖に還元するということにある」と述べている。

② 自然に任せる

あたりまえの感情に細工をしようとして、自然にさからったのが神経症の起因と考える。その背景には神経質の人がもつ強い万能感、コントロー

ル欲求がある。自分には「自然」を変える力はないと悟ることが重要である。自分の力の及ぶ範囲と及ばない範囲を学ぶことが森田療法の生き方である。すなわち自然の一部である感情は変えられないが、行動は自分の自由なのだ。自然に行動していることで、不安で不具合な感情をもちこたえられるようになる。不自然な腫れがひいていくのを体験することが重要なのである。

③ 葛藤を生かす

　森田は、自然な心の葛藤も大事にした。「生の欲望」と「死の恐怖」のように、人間の心の中には常に相反するものがあり、それが拮抗し、葛藤している。しかし、この葛藤があるからこそ、人は周囲に適応できたり、工夫ができたりする。森田は自然な心の動きをそのまま認め、生かそうとした。

④ 今になりきる

　不安が強いとき、人は「安心」や「安定」を求める。しかし、現実は固定したものではなく、刻々と移り変わっていくものである。森田理論では「今・ここ」を大切にする。理想的な結果や目標達成は喜びだが、それは自分の意志が及ぶ範囲のことではない。ただそれに向かって工夫し、努力することのなかに生きていく喜び、自分の能力の発揮がある。

第8章

森田療法と薬物療法

　森田正馬は当時の薬物療法を駆使しても、また得意だった催眠療法を用いていても治癒できない、多くの神経症者に出会った。このことが森田療法を世に出すエネルギーにもなった。そのため森田療法は、薬物治療を使用しない精神療法として認識されるようになった。しかし、もともと森田は薬物療法を否定していたわけではない。
　当時の想像を超えた精神科薬物が1950年代以降めまぐるしく発展した。たしかに、ただ不安を一時的にかつ即効性をもって減弱、消失させることは、森田療法の考え方のなかの症状のあるなしにかかわらず、自然に行動していくことには反するといえる。その良し悪しは症例にもよると思うが、少なくとも抗不安薬や睡眠薬が安易に多剤、多量に使用されている現状のなかで、精神療法が薬物中心になっていることへの問題解消に対して、森田療法は大いに貢献できる。その一方で、治療初期や多彩で重症な病像を示す時期などには薬物を併用し、今まで森田療法適応外と診断された症例において治療効果をあげる可能性が出てきた。さらに漫然とした薬物療法から、必要最低限の使用にもっていくことができる。最終的には、薬物を使用しないでも支障のない状態にもっていくことも可能となる可能性があることが最も重要である。
　以上のことを実践するには精神科薬物の十分な専門的知識が必要である。本章の目的は他の章とは違っている。現在、精神科薬物を避けて通ること

はできない。森田療法の本領をより広く、強化して発揮していくために、合理的かつ森田療法の本質に反しない精神科薬物療法を紹介する。

第1節　人を取り巻く不安とはどんなものがあるのか

　やっかいな不安はさまざまな状況下で現われる。森田療法の対象かどうかを診断するためにも、その不安を分類しておく必要がある。また薬物はそれぞれの不安に即して開発されて、適応が決められている。森田の時代にも分類は積極的になされていた。ここでは現在臨床で用いられている分類を呈示する。まず大まかな見立てでは次の6つである。

　　1　急性精神病状態回復後のうつと不安
　　2　気分障害にみられる不安と焦燥
　　3　いわゆる不安障害の不安
　　4　ストレス性の不安
　　5　パーソナル障害による不安
　　6　身体症状への不安

　さらに米国精神医学会やWHOが推奨する分類の骨格だけをまとめると以下のようになる。

　　1　恐怖性障害
　　　1）パニック障害（Panic Disorder：PD）
　　　2）広場恐怖
　　　3）社交不安障害（Social Anxiety Disorder：SAD）
　　　4）特定の恐怖症
　　2　不安障害

1）強迫性障害（Obsessive-Compulsive Disorder：OCD）
2）全般性不安障害（Generalized Anxiety Disorder：GAD）
3）「一般身体疾患を示すこと」による不安障害
4）特定不能の不安障害
3 ストレス障害
1）外傷後ストレス障害（Posttraumatic Stress Disorder：PTSD）
2）急性ストレス障害

　精神科薬物を理解し、実際に的確に使用するためには、この分類が重要となる。またやっかいなのは不安障害と気分障害、なかでもうつ病と重なり合うことが少なくない。しかし、抗うつ薬によってうつ病を治療した後、森田療法が奏功することもあるので、その治療範囲が広がる可能性がある。ということは、抗不安薬だけでなく抗うつ薬の知識も必要となることになる。好都合なのは、現在の抗うつ薬は抗不安作用も有していることが実証されていることである。

第2節　抗不安作用を示す薬剤が急増した

従来の抗不安薬を知る

　もともと抗不安薬はベンゾジアゼピン系（Benzodiazepine：BDZ）薬剤のみであった。その作用機序は、脳内のベンゾジアゼピン受容体に結合して抑制性のGABA受容体を介してノルアドレナリン、セロトニンおよびドパミン神経系を抑制して抗不安作用を発揮する。
　表8-1は、現在わが国で使用されている抗不安薬の一覧である。この分類では作用時間と力価も合わせて示している。まず作用時間が短いものは、不安が発作性に襲ってくるパニック障害や不安発作により有効である。作

分類			商品名	一般名
ベンゾジアゼピン系	短期作用型 (6時間以内)	高力価型	デパス	エチゾラム
		低力価型	リーゼ	クロチアゼパム
			コレミナール	フルタゾラム
	中期作用型 (12～24時間)	高力価型	ワイパックス	ロラゼパム
			ソラナックス コンスタン	アルプラゾラム
		中力価型	レキソタン セニラン	ブロマゼパム
	長期作用型 (24時間以上)	高力価型	エリスパン	フルジアゼパム
			メレックス	メキサゾラム
		中力価型	セルシン ホリゾン	ジアゼパム
			セパゾン	クロキサゾラム
		低力価型	コントール バランス	クロルジアゼポキシド
			メンドン	クロロゼプ酸二カリウム
			レスミット	メダゼパム
			セレナール	オキサゾラム
	超長期作用型 (90時間以上)	高力価型	レスタス	フルトプラゼパム
			メイラックス	ロフラゼプ酸エチル
		低力価型	セダプラン	プラゼパム
非ベンゾジアゼピン系			セディール	クエン酸タンドスピロン
			アタラックス	塩酸ヒドロキシジン
			アタラックス-P	パモ酸ヒドロキシジン

表8-1 抗不安薬の分類

用が短いので一日に何度か服用することが多い。長いものは漫然とした不安や身体化した不安などに使用する。原則一日一回の服用である。そのため睡眠薬のように使用する場合も多い。

　その次は力価である。高力価であることは作用が強いということである。作用時間と力価を勘案して臨床症状に合わせて薬物選択をする。

　BDZ系抗不安薬は即効性があり自覚効果が強いため、依存しやすい欠点がある。そのため非ベンゾ系の抗不安薬の登場が待たれた。その代表がタンドスピロンである。これは5HT1a受容体部分作動薬である。これはセロトニン神経作用が弱っているときは強化し、亢進しているときは抑制するという、脳機能の調整作用によって抗不安作用、時には抗うつ作用を発揮すると考えられている。

　表にはないが、重要なBDZ系薬物で抗てんかん薬に分類されているクロナゼパム（リボトリール）がある。これはもっと力価の強いBDZ系薬剤であり、強度の不安には有用で臨床応用されている。

　BDZ系薬剤には根深い依存の問題があるため、非ベンゾ系で抗不安作用を有する薬物の研究が世界中で行われた。タンドスピロンだけでは不十分だからである。その結果、多くの薬剤が抗不安作用を有するという科学的根拠に基づいた報告がなされた。以下その成果をまとめて示す。

抗うつ薬が示す抗不安作用とは

　抗うつ薬が抗不安作用を示す可能性は臨床症状からも推測はできる。というのも、うつ病には抑うつ症状のみならず強い不安を示し、従来の三環系抗うつ薬でも改善することは確認されている。とくにクロミプラミン（アナフラニール）の強迫性障害（OCD）に対する効果は実証されていた。

　わが国で使用されている抗うつ薬のすべてを表8-2に示した。従来の抗うつ薬は化学構造上三環系と四環系抗うつ薬だけであった。そこにSSRIs（Selective Serotonin Reuptake Inhibitors）とSNRIs（Serotonin and

	分類		一般名	商品名
抗うつ薬	第一世代抗うつ薬	三環系抗うつ薬	イミプラミン	トフラニール他
			アミトリプチリン	トリプタノール他
			トリミプラミン	スルモンチール他
			ノルトリプチリン	ノルトレン他
			クロミプラミン	アナフラニール
	第二世代抗うつ薬	三環系抗うつ薬	アモキサピン	アモキサン
			ロフェプラミン	アンプリット
			ドスレピン	プロチアデン
		四環系抗うつ薬	マプロチリン	ルジオミール
			ミアンセリン	テトラミド
			セチプチリン	テシプール
		その他の構造をもつ抗うつ薬	トラゾドン	レスリン、デジレル
	SSRIs（選択的セロトニン再取り込み阻害薬）		フルボキサミン	ルボックス、デプロメール
			パロキセチン	パキシル
			セルトラリン	ジェイゾロフト
			エスシタロプラム	レクサプロ
	SNRIs（セロトニン・ノルアドレナリン再取り込み阻害薬）		ミルナシプラン	トレドミン
			デュロキセチン	サインバルタ
	NaSSA（ノルアドレナリン作動性・特異的セロトニン作動性抗うつ薬）		ミルタザピン	レメロン、リフレックス
	その他		スルピリド	ドグマチール他

表8-2　日本で使用されている抗うつ薬

Norepinephrine Reuptake Inhibitors)、そして NaSSA（Noradrenergic and Specific Serotonergic Antidepressant）が新規抗うつ薬として参入してきた。これは従来の三環系抗うつ薬につきものの副作用である抗コリン作用を排除する必要があったからである。この副作用はアセチルコリン神経の抑制のため、便秘、口渇、排尿障害、眼圧亢進、頻脈がある。また中枢性の副作用として記憶障害、幻覚、見当意識障害、錯乱、不安感などがある。抗うつ作用は強力であるが、身体合併症や高齢者では使用ができなかったのである。

　新規抗うつ薬にはほとんど抗コリン作用がないという特徴がある。SSRIs は選択的にセロトニンの再取り込みを阻害して、セロトニン神経機能を改善する。SNRIs はセロトニンとノルアドレナリンの両方の再取り込みを阻害して、両方の神経機能を改善する。NaSSA はノルアドレナリンの自己受容体を阻害して、ノルアドレナリン機能を亢進させる。さらにノルアドレナリン受容体の α1 を介してセロトニン神経の発火を誘発する。その両方の作用から抗うつ作用を発揮する。

　これらの新規薬物の導入によって、抗不安薬の分類は大きく変わることになった。SSRIs が完成してすぐに OCD の治験が行われた。現在世界で使用されている5つの SSRIs のすべてにおいて、その有用性が認められた。その後 SNRIs も含め、さまざまな不安障害に対して治験が行われた。その結果が表8-3である。SSRIs はすべての不安障害に有用であるとされる。また SNRIs は全般性不安障害のみである。これは治験をしていないためかもしれない。面白いのは、SSRIs が PTSD と月経前不快気分障害にも有効なことである。

　抗不安作用が認められている薬剤をまとめると表8-4になる。このように抗不安作用を示す薬剤が増えたことで、不安障害者への薬剤が結果的に多剤少量または多剤大量に使用されるという問題も出てきた。その問題解決に BDZ 系から少量の SSRIs、そして森田療法の導入ができればと思う。

　またここで面白いのは、BDZ 系薬剤は OCD と PTSD に有用性を欠いて

クラス	薬剤名	気分障害		不安障害				
		うつ病・うつ状態	月経前不快気分障害	パニック障害	強迫性障害	社会不安障害	全般性不安障害	外傷後ストレス障害
SSRIs	フルボキサミン	●			●	●		
					○	○		
	パロキセチン	●		●	●	●		
		○		○	○	○	○	○
	セルトラリン	●		●				
		○	○	○	○	○		○
	エスシタロプラム	●						
		○		○	○	○	○	
	フルオキセチン	○	○	○	○			
SNRIs	ミルナシプラン	●						
		○						
	デュロキセチン	●						
		○					○	
	Venlafaxine	○		○		○	○	
	Desvenlafaxine	○						

●：国内適応症　○：海外適応症

表8-3　SSRIsおよびSNRIsの効能・効果（各製剤添付文書より）

	PD（パニック障害）	SAD（社交恐怖）	OCD（強迫性障害）	GAD（全般性不安障害）	PTSD（外傷後ストレス障害）
BDZ系薬物	+	+		+	
5-HT1A受容体部分作動薬				+	
SSRIs	+	+	+	+	+
SNRIs				+	
三環系抗うつ薬	+		+		+

従来の不安のとらえ方では薬物の選択は困難

表8-4　不安障害の治療薬

いることである。震災後のPTSDにBDZ系薬剤が使用されているが、実は効果が期待できないばかりか、依存形成をする可能性がある。森田療法の出番がここにもある。PTSDのほとんどは時間とともに改善するが、30％前後が遷延するといわれている。PTSDとは別に喪失体験による複雑悲歎反応がある。この両者とも森田療法の適応であると筆者は考えている。最近では介護者、支援者にこの反応が見られることがわかっている（詳しくは後で述べる）。

非定型抗精神病薬も時には有効である

もともと抗精神病薬は統合失調症の薬剤であるが、新規抗うつ薬のように従来の抗精神病薬につきものの副作用は錐体外路症状（パーキンソン病様症状）であった。非定型抗精神病薬はこの副作用の頻度が激減した。これは革新的な変化であった。一方でその適応は、双極性障害、とくに急性の躁状態の適応をとった。最近では大うつ病の抗うつ薬を強化する作用も認められてきている。なかでもクエチアピン、アリピプラゾール、オランザピンなどは気分障害での活躍が期待されている。うつ病での有用性は、抗不安作用についてもその可能性が示唆される。すでに臨床的にはまた精神病性の不安には、有用であることが推測される。

第3節　不安をレーダー式に解体する

不安をあくまで症候学レベルで見直してみよう。図8-1のように4つの軸を与えてレーダー式に分類してみた。まず下向きに内向不安である。これは神経症特有の葛藤を表している。まさに下向きの表記が適している。上向きを自生的不安とした。これは自生的、原発的に生じる不安である。精神病性の不安とみなす。横軸は時間軸と考えてほしい。左側は過去、右

が未来である。過去の事象にこだわり不安になる場合を後方不安とした。将来、未来に対する不安を前方不安と名付けた。この4つの指標を不安の種類によって分布させて説明する。ただしこの不安の分布は筆者の経験から分類したものである。

図8-2の①は全般性不安障害（GAD）である。GADは何事にも不安になる、いわゆる強度の心配症である。その不安の対象はあくまで将来、未来、これから向かう事象に対する不安である。

②は社交不安（社会不安、対人恐怖：SAD）である。これは最も森田神経症に近いもので、葛藤の強い不安である。すなわち内向不安が強い。さらに予期不安も伴っているので前方不安もある。また漠然とした不安に悩まされている面もあるので、自生的不安も少し示した。

③は強迫性障害（OCD）である。不潔恐怖などに伴う確認行為などが症状として現われる。これは過去の事象に対する不安であるので後方不安を大きく示した。多少の葛藤と自生的不安も伴っている場合が多い。

④はパニック障害（PD）である。パニック発作はその時点での症状であるが、ここではパニックを起こしていないときの不安を示した。すなわち予期不安であるので前方不安が突出していることになる。

⑤は外傷後ストレス障害（PTSD）である。これは過去の強烈な恐怖体験に基づく不安であるので、後方不安となる。漫然とした自生的な不安にも少し結びつくので上向きも示している。

⑥は大うつ病（MDD）である。うつ病の不安はすべてのベクトルに向かった不安があるが、とくに強いのは将来に対する不安であるので前方不安を強く現わした。

⑦は統合失調症（S）である。精神病性の不安は自生的不安である。しかし幻覚・妄想体験から前方不安も強いといえる。

以上がさまざまな病像における不安のベクトルである。これらの不安に対する薬物の作用を論ずることにする。

第 8 章　森田療法と薬物療法

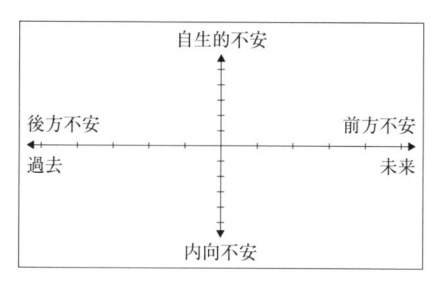

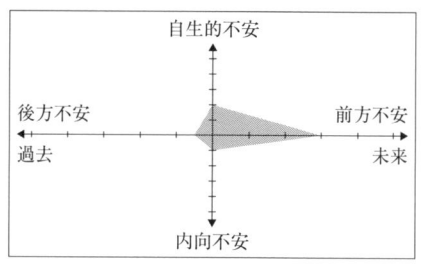

図 8-1　不安のレーダー式分類

図 8-2①　全般性不安障害（GAD）

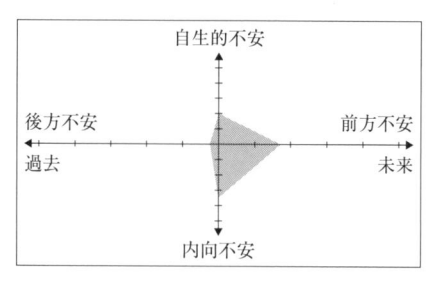

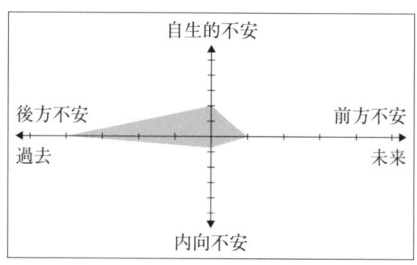

図 8-2②　社交不安・社会不安・対人恐怖（SAD）

図 8-2③　強迫性障害（OCD）

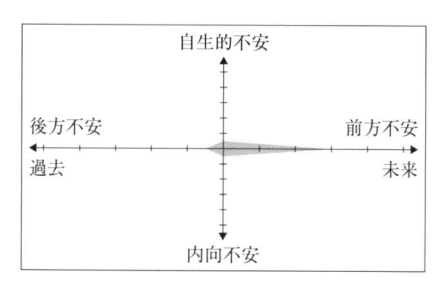

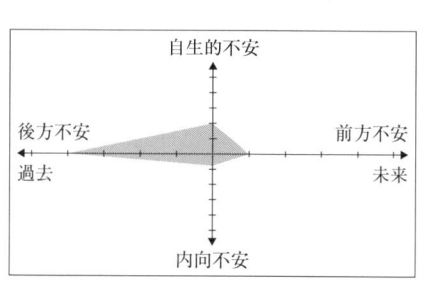

図 8-2④　パニック障害（PD）

図 8-2⑤　外傷後ストレス障害（PTSD）

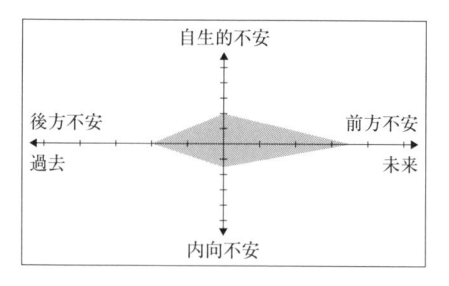

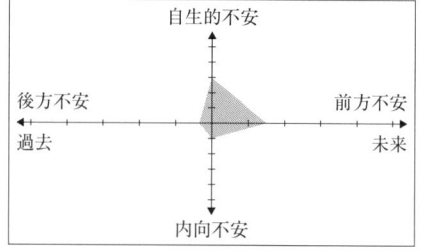

図 8-2⑥　大うつ病（MDD）

図 8-2⑦　統合失調症（S）

第4節　抗不安作用を不安のベクトルに合わせる

　まず図8-3の①は、抗不安薬の軸であるベンゾジアゼピン（BDZ）である。BDZは意外なことに自生的不安にとても有効なのである。多くの方がBDZは一般的な不安障害に有効と考えていると思われるが、それは少し違っている。精神病性の不安（統合失調症）に有効なのである。とくに不安障害では重要な予期不安、前方不安にはあまり効果がない。その時点での不安、パニックや身体症状に伴う不安には有効である。力価の高いロラゼパム（ワイパックス）、クロナゼパム（リボトリール）などは、より自生的不安に使用される。神経症性不安にはエチゾラム（デパス）やアリプラゾラム（ソラナックス）が使用される。

　BDZは現時点での不安を抑制する作用が強いと言いかえることができる。即効性があり筋緊張性をとり体が楽になる。鎮静・催眠作用があるので半減期を短くして睡眠薬として使用されている。不安から解放されるが、過剰に鎮静され眠気とふらつきを伴うことがある。最も困るのは記憶・認知障害・意識障害（せん妄）を起こす場合があることである。このような副作用含めて常用量依存を起こしやすい。依存すると止めにくい。安易に使用されていることが多いが、不安の強烈な治療初期に限定して使用すべきである。うまく使いこなすことで、以前は困難であった症例も森田療法導入に持っていくことが可能になることがある。現在の入院例ではほとんどこのような症例が多い。

　②は抗うつ薬のSSRIsである。これは強迫性障害（OCD）にとくに有用である。OCDの生物学的研究から、セロトニンの欠乏が以前より指摘されていた。SSRIsの登場はOCDにとって福音であった。ということは、SSRIsの不安が後方不安に有効というわけである。また、うつ病の治療薬であるから前方不安に有効と考えられる。

　③は同じく抗うつ薬のSNRIsである。セロトニンに加えてノルアドレナリン神経の強化作用を有している。作用は増えたが、なぜだか治験では

第8章　森田療法と薬物療法

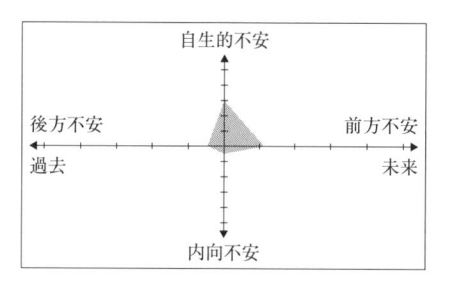

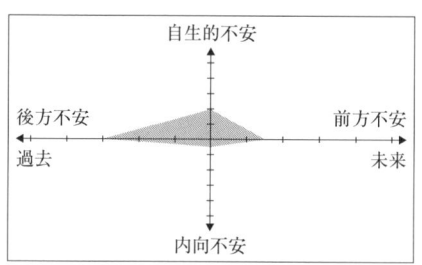

図8-3①　不安に対する薬物の作用——ベンゾジアゼピン(BDZ)

図8-3②　SSRIs

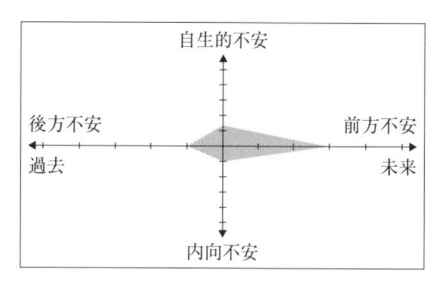

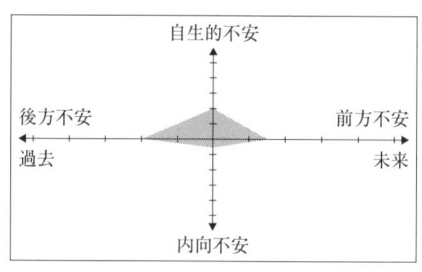

図8-3③　SNRIs

図8-3④　非定型抗精神病薬

全般性不安障害のみ有効であった。最近社交不安にも適応をとったようだが、全般性不安障害（GAD）に有効であることから前方不安にとくに有用と考えられる。

④は非定型抗精神病薬である。これは全面的な鎮静作用と考えると自生的不安、前方、後方不安ともに作用することになる。しかし神経伝達系の抑制であるから精神病性不安以外は使用しにくい。ただ、自我親和性の高いOCDでは使用せざるをえないこともある。

以上でわかることは、当たり前であるが、内向不安に有効な薬物はないのである。だからこそ時代を超えて森田療法の必要性、有用性がある。

第5節　不安の軸を生かした治療法

　人を取り巻くさまざまな不安の治療であるが、図8-4には不安の軸の上に各種治療法を分布させてみた。MTは抗精神病薬、mTは抗不安薬である。まず薬物療法であるが、OCDなど後方不安が強いものはSSRIsが有用である。GADなど前方不安が強い場合はSNRIsが有効といえる。自生的不安、精神病性の不安や、その時点での強烈な不安には、抗精神病薬と力価の強い抗不安薬が有効である。

　それに対して精神療法の位置づけはどうであろうか。まず精神分析法は過去の事象を対象にして問題解決しようとするので後方不安のところに置いた。認知行動療法は現在を問題にするが症状の焦点化が特徴であるので内向不安と前方不安の中間に位置づけた。森田療法は現在に注目して脱焦点化を目標とする。内向不安のところに位置づけられる。

　このように見てみると、症例の不安がどのような形で噴出されているのかを考えるのも森田療法が適応か否かを判定するのに役立つと思われる。森田療法に興味をもってその効果を期待しているが、無効でなげいている人が時々いる。それは暗示性が高く、自生的不安の強い症例のように思う。この場合、森田療法は無効である。

　しかし図8-4に示したように抗不安薬、抗うつ薬、時に非定型抗精神病薬を治療初期に使用することで自生的不安を取り除くができれば、森田療法も導入可能になるかもしれない。またすでに使用している薬物を変更しないで森田療法を開始することもある。しかし結果的には薬物を減量・中止できることもある。これは森田療法の有用性の拡大といえる。であるので、以上より森田療法は必ずしも薬物を使用しない精神療法ではないことがわかったと思う。

　さらに付け加えたいことがある。薬物療法を紹介したもう一つの理由は、神経症、不安障害の臨床的特徴にある。それはありふれた疾患（生涯有病率10～25%）であるが、予想以上に苦痛が大きいものである。また複数

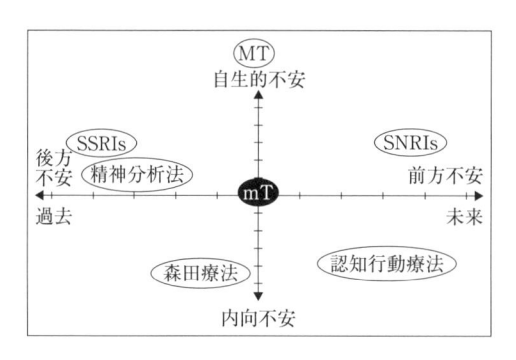

図 8-4　不安の軸をいかした治療法

の不安障害を併存し、症状も複雑化して治療の焦点が定まらないことがある。結局アルコール依存症に向かう症例も少なくない。とくに、うつ病との合併は非常に多いのである。そして、症状は軽減したり再燃したりするが、結局生涯にわたって慢性に経過するのである。個人的、社会的な負担が大きく、手強い特徴をもっている。だから不安障害にも一時的であっても薬物療法は必要なのである。

森田療法を理解するには神経症の臨床的な特徴をつかんでおくことが重要である。当事者の痛み続けている心を理解することが大切である。「不安突入」は、当事者にとっては「死ぬつもりぐらいの勇気と覚悟」が必要である。人は平等であると、まず治療者が認知しなければならない。

第6節　複雑悲嘆反応やPTSDの治療へ

PTSDにBDZ系抗不安薬が有用でない事実は非常に興味深い。実際に多くの場合で使用されているが、実はそれは実証されていないのである。むしろ無駄な依存形成の危険がある。最近PTSDとは別に複雑悲嘆反応が注目されている。一般に悲嘆反応（死別反応）は6ヶ月以内でほぼ終息する。悲嘆反応が6ヶ月以上続き、社会生活や日常生活に影響を及ぼして

いるものを複雑悲嘆反応という。抗うつ薬や抗不安薬は無効とされている。これは強烈な喪失体験者だけでなく、介護者、支援者も陥る。罪責感、自責感、無力感、不完全感が心に根を張るのである。

　東日本大震災だけではなく、次々と災害、人災に襲われ、日々多くの命が失われる。「命」、「生」、「死」、「快」、「不快」、「幸福」、「不幸」などの課題を考えるとき、当事者にとっては「神」の問題を避けることはできない。もし神が存在するならなぜ罪のない人にこのような苦しみを与えるのか。この質問に多くの聖職者は明確には答えていない。筆者は何人かの牧師様、司祭様、ご住職様に直接聞いた。納得できる答えは、少なくともその時はもらえなかった。

　大胆にも、ここにその明確な答えを記そうと思っている。ここでは形而上的課題ととらえる。筆者はクリスチャンではない。しかし神を語るには、宗教学的立場が必要である。そのあたり了承してほしい。旧約聖書によると、神は天地を創造したとき、まず光を与えた。そのことはすでに生命の誕生を意味する。これは心身相関の考え方に結びつけることができる。自然は光を基盤にして、振動、振幅、周波数、周期をもつさまざまなリズムを生みだした。人の生体リズムもそれに従っている。秒単位の心拍、呼吸、脳波、日単位の睡眠覚醒リズム、体温リズム、月単位の月経周期、年単位の気分変動などがある。もとをただせば、光を軸にした自然界と同調している。「こころとからだ」の関係は、この生体リズムによって生命体として見事な相関をもっている。自立しようとする「こころ機能」はその勢力を伸ばせば伸ばすほど、旧約聖書のごとく次々と闘いを起こしてしまうのである。

　どうすればいいのか。「自然と折り合いをつける」のである。有史以来、人は自然に抵抗してきた。服従することは負けを意味しているのではない。生き生きとした「全体の命」の在り方を示しているのである。症状に苦しむ当事者、薬物も気の利いた精神療法も無力な複雑悲嘆反応やPTSDにとって、やはり森田療法の生き方が「福音」となるのではないかと思う。

第9章

自然を相手に言葉にできるか。
あえて言葉にして理解する森田療法

まずこう考える

「不安と抑うつ」は自然に湧きあがってくる。加工され、造られる部分もある。加工された部分は自分で多少操作できる可能性がある。具体的に森田的な生き方を言葉にしてみる。

●単純な方法
◎他人とたわいもない話をする（言葉を交わす）
◎嘘をつかない（言い訳をしない）

●やや複雑な方法
◎自分よりも困っている人に優しくする（行動をする）
◎本当に思ったこと、心より想ったことだけにする（真実に即する）

●そして過去・現在の自分を見直す
◎自分のためでなく、困っている人を助けてきたか。そうでなければすぐ行動する。よく自分のことで精一杯というが、そんなことはない。少しでもできることをする（積極的に生きる）

◎嘘をつかない。ケチはよくない、不満ばかりつのる（平等感）
◎気を使いすぎない。これも不満につながる（臨機応変）

「任せる」気持ち

「任せる」気持ちになることは、実に難しい。喘いでしまう。後で後悔したくないという感情から「任せられない」のだ。より良く生きたいという願望をもっているせいでもあるが、自己満足を求めているためでもある。「任せる」とは自然に従うということだ。「自然に逆らわない」ことである。簡単ではない。苦しいことだ。しかし「不満」は痛みを強める。加工された「不安や抑うつ」も痛みを強める。自然の痛みなら何とか耐えられる。しかし膨れ上がった痛みはどうするのか。やはり自然に「任せる」気持ちで対処する。少しは落ち着く。

　こうあってほしいと思ってのことだが、それは相手にとって苦痛以外の何物でもない。自分にとって都合の良いようにしたくて、時には激しく、パワハラ発言にもなる。何と恥ずかしいことか。気のすむようにやらせることが大切である。苦しいけれど。
　そうあってもらいたくないと思う自分勝手な気持ち、それはたんなる自己満足にすぎない。他のこと、他の人のことをまったく考えていない証拠である。他の人のために生きてこなかった。それに気がついたら、今から他の人のために生きればいいのだ。思い返してほしい。自分がしてきたことを。他の人のため、家族のため、社会のためにしてきたと思っていることを。自分のためだけだったのではないか。自分のためだけに生きてきたのだ。何で気がつかなかったのだろう。いろんな体験をして、自動的に被害思考が身についていた。それをいいことに、元来の神経質性のエネルギーを発揮して、さらに上乗せして、周りへの迷惑を顧みず馬鹿げた強迫的な努力をしてきたのだ。今からでも遅くない。人のために生きる。自然に

従う。加工しない。

　また大きな間違いをするところであった。自分のためだけに生きようとしていた。もう十分自分のために生きてきた。これからは他人のために生きていかなければならない。そうすると、同じ行動でもまったく気持ちが変わってくる。自分より困っている人に力を貸すのだ。
　ここからは紙面上の森田療法体験である。

森田療法の山門「臥褥」

　自分のためだけに生きてきた過去に気がついた。そのため人に「任せる」ことができなかった。「自然に従う」ことができなかった。思うようにならないので「不満と不安」ばかりつのる。その結果いらいらして、失言も多くなり人を傷つける。
　同じ間違いをまたしようとしていた。「人のため」に生きることをまったくしていなかった。同じ間違いを何度もしたのに、また同じことをしていた。「不満と不安」を自分で加工している。「自然の痛み」と闘うしかない。

　森田療法の山門である「臥褥」では、本来の神経質な性格によって、ここぞとばかり「加工」に「加工」を加え、抑制が取れ、軽躁状態になることがある。加工できることばかりであると思う。心が枯れるほど操作してしまう。ひとしきりそれが終わると、誰もいないことに気がつく。自分のために「操作」し続けた。それはそれは強迫的に、完全に、しつこく。人は去って行った。まだ気がつかない。自分のためだけにやっていることを。それまで他の人のために生きることをしてこなかったから、気がつかないのだ。
　過去、現在をクリスマス・キャロルのように見渡せ！　森田療法と縁遠

くても気がつくはずだ。

不自由であること

　両足とも人工関節を入れた人がいる。術後ほぼ1週間で、サークルによる歩行訓練をしている。自然の痛みと闘ったうえの勝利だ。自然を受け止める力を自然に身につけている。そのうえで闘っている。神経症者の行動に欠けているものだ。

　自分で加工して「楽」をしようとしている。自然に従わず、支配的に「楽」を得ようとしてきた。だから「嘘」もつく。「おおげさ」で「けち」になった。自然の上にいることが、「損」をするように思えたのだ。自然にしていることはボーっとしていることではない。自然と同化することだ。このあたりはまだ十分にわかりえない。これからだ。このように思うとまた不安になる。でももう加工しないこと。不安にとどめておくことである。

　痛いものは痛い。不自由なものは不自由である。だからどうしても痛みは膨れ上がりやすいのだ。そのため「嘘の人生」を歩むことがある。虚像で生きることを強いられていると勘違いしている。その結果、理想的な人生を目標にする必要があった。実際は劣等生であっても、自分の意識の中では完全を目指す。これが不安の種火となる。負けるが勝ちだ。

症状にこだわるのは当然

　症状が改善しなければ、前向きなるのは難しい。これにどう対処するのか。少なくとも、自然以上の不安に加工しないことが大事なのであるが。「不安」も怖いし、「落ち込む」ことも怖い。自然と「闘う」のではない。自然に「服従」すること。症状の攻撃が強いときこそ、服従するのだ。人

の治癒力は、服従した上に発揮される。皆がもっている力だ。与えられた自然の中で、正直に生きる。正直に！　今こそ正直に生きるのだ。

「正直に生きる」、「そのままで生きる」。逃げない勇気が必要である。「死を恐れない平常心」である。この勇気は戦場で闘う大胆な勇気ではない。「動かない勇気」である。常に穏やかで冷静を保つこと。この平常心を養うことが必要である。

　理想に近づけようと努力するとき、完全であれば真に理想的なのかどうかの評価がなくても通用すると思い込んでいた。それは努力の仕方が間違っていた。あくまで人のためになることをする。何で自分のことばかり考えていたのだろう。虚像の自分ではなく、あるべき真の姿があったはずである。あるべき姿をもって生きることが無理だったのか。だから虚像に向かって、偽りの生活に転じていたのだ。それでも今まで幾度か気がつくチャンスはあったはずだ。それを嘘で乗り越え合理化した。それをハンディと考えながら生きてきた。

「正々堂々と闘う」覚悟

　ハンディを利用して生きていくこと、闘うことは「卑怯」だ。「本当に恥ずかしい」、「いまわしい」。身近な人から「卑怯だ」と言われたことがある。そのときは意味がわからなかった。でもとてもショックだった。今は少しはわかる。自分のためばかりに生きる筆者に正直な意見を言ってくれたのだ。

　絵を見た。私的なことで恐縮であるが、筆者にとって身近な人間の絵である。落書きのような絵なので、これまでじっくり見たことがなかった。頭からその人の人格を否定していたのだ。無茶苦茶に見える絵だけれど、

今はその絵に一番心が癒される。この体験は予想外であった。とてもうまく書けている。この絵は人に見せるために描いたのではない。湧きあがった想いの、言わば、形而上的な絵である。自分に運命的に与えられた環境の中で生きている姿だ。色も形もファンタジックだが、見たことのない美しさと穏やかさがある。今までにない感動であった。冷静な平常心があった。勇気を感じた。無限大に優しいのである。勇気が最高に高まった愛情があった。「無限大の愛」である。「仁」ともいう。この気持ちが「正々堂々と闘う」覚悟に最も必要である。

「誤解される」不安が、「礼」を欠く

「誤解される」不安が、無意味な強迫的なこだわりや、支配的な行動を生む。それは相手をさらにファンタジーの中に追い詰めるだけである。これ以上追いこんではいけない。

　それを止めるためにどうすればいいのか。どう現実を受け止めるか。

　自分がまっとうに評価されたいという完全願望がある。誤解されることも自然なこと、普通のことである。不自然なことのように思える「誤解」も自然の一部である。言葉を多くして、時には礼を欠いて弁護することは、不自然な流れをつくってしまう。そのままで氷は融けるのである。動揺することなく、礼をもって相手とともにそこにいれば良いのだ。

　どんな状況であれ、相手を思いやる。そこに礼節が生まれる。心の表出として作法がある。慇懃無礼にならない自然の礼節である。森田療法では「外相を整える」という。これが意外と難しいのである。これこそ体得である。道理にかなった行為は体で覚えるしかない。高ぶらず焦らず、ゆっくり行動すれば、身につくはずである。ただ自然に行動するだけではだめだ。優雅に、丁寧に行うことだ。

第 9 章　自然を相手に言葉にできるか。あえて言葉にして理解する森田療法

臥褥があけた

　長い間の「臥褥」は心を、体を、甦らせた気がする。しかしエネルギーは十分ではない。やっぱりいつものように不安でいっぱいだ。不完全な自分を認識して出発だ。今までの器がすべて通用しない。脱皮？　違う！　工夫あるのみだ。あくまで他の人に役に立つような生活スタイルを求めて、できることを少しずつ丁寧に。

　◎まず正しく歩くことを学ぶ
　◎正しく呼吸をすることも知る
　◎体を揉みほぐすこと
　◎よく嚙んで食事をすること
　◎心と体をいつもマッサージして、もともとの感覚を生かすこと
　◎スタイリッシュな生き方を実現するのだ

　でも、不安、不安、加工しないぞ。

森田療法の骨格

　いつも不安と向き合うのは苦しいが、<u>軽作業期</u>を侮ってはいけない。臥褥はやっぱり楽をしているのだ。そこに適応して、いかにもエネルギーをため込んで、いかにも純な気持ちになっているが、やっぱり楽をしているのだ。実際に現実に戻ると、今までにない恐怖と自信喪失感、孤独感を体験する。もともともっている純な気持ちや正義感が邪魔して、恐怖が拡大するのだ。この時期こそ、森田療法の中核、骨格にあたると考えている。

　純な見立てや正義感が邪魔するのはなく、生き方の骨格として花開くときである。

◎正々堂々と正義感をもって「不安突入」すれば、「恥」は生じないことを体得する
◎恥を意識しない行動を起こすことから、優柔不断だった今までよりも強い決断力が生まれる
◎純粋な心を表出して行動すれば、誠実な心が伝わり信頼が生まれる
◎嘘やごまかしのない正義感は、真実に生きることになる（事実唯真）
◎弱い自分と不完全な自分を知ると、相手を思いやる控えめな態度、礼節が生まれる
◎現実を受け入れることは「自然に従う」こと、「生に執着しすぎない」ことを意味している（自然服従）

　日本の「武士道」と重なり合いがあることに、ここまで書くと気がつく人がいると思う。森田正馬は森田療法が「禅」に酷似していると言われ、本人もそのことにコメントしたりしているが、「武士道」に重なり合うとは誰も言わなかった。でも、森田療法を理解するうえで、筆者が今のところ到達したのが「武士道」である。
　新渡戸稲造の『武士道』は1900年に英語で書かれた。新渡戸はクリスチャンでもある。「武士道」では「義」を最も重要な規範としている。義を欠くことが最も卑怯だとされた。筆者は人から「卑怯だ」と言われた経験がある。義を欠いていると考えるとすっかり合点がいく。損得、打算、優柔不断、過剰な緊張、慇懃無礼、智の重視、そして恐怖。「目からうろこ」体験であった。

日本の神経症者

　神経症者は「武士道」の伝統、文化が基盤にある日本で、「過剰で間違った武士道」を求めた結果なのかもしれない。

第9章　自然を相手に言葉にできるか。あえて言葉にして理解する森田療法

恥　恥じないために堂々と闘うべきなのであるが、負けることが恥と考え、闘うことができなくなる。恥を最も恐れた武士は、正々堂々と闘うことで恥をさけたのである。

過剰な緊張　よりよく生きたいという完全で強迫的な思いは、過剰な緊張を常に感じさせてしまう。常に死と向き合った武士は「平常心」を保つことが必要であった。高揚する気持ちを鎮静するために「自然に服従」して日常になりきる（平常心の保持）ことが大切である。

死の恐怖と孤独　「死の恐怖と孤独」は人間の哲学的テーマである。神経症者だけのものではない。むしろ神経症者の恐怖は甘い、浅いのである。もっと深く生きるということの意味を考えるべきだ。死について真正面から考えはじめることで、いつか「死の恐怖」から解放される可能性が高まる。
「死の恐怖」からの解放につながるかもしれない考えを少し提案する。武士道ではそこまで到達していないが、勇気をもって書くことにする。

　命は数える存在ではない。ひとつという表現も完全ではないが、生命は全体である。自分の命は全体の命の一部分である。不幸な人の命も、裕福な人の命も、全体の命の一部分である。植物の命も、動物の命も、全体の命の一部分である。嫌な人も好きな人も、罪人も善人も、すべて同じ命の一部分である。だから嫌な人を憎むこともなく、お金持ちを妬むこともない。花に水をやるのも、自分が喉が渇いて水を飲むのと同じことである。世話をするのではなく、自然な行為である。人を憎むこともなく、すべて許すことができる。自分を大切にすることが他の人を大切にすることになる。

病人の命も自分の命である。老人病棟に行くと、キリストでないのにキリストと同じように磔(はりつけ)の刑にあっているように思えた。津波に飲み込まれた命はどうなのか。すべて全体の命の一部分が体験していることである。肉体に宿る命とそうでない命は同じ命であり、その意味で「命は永遠」である。命の状態は変動する。そのなかで健康、病気、災害などとかかわることになる。命は自然のなかに存在しているので、避けられない体験である。神の操作する世界ではない。もし操作される事象であれば、人が全体の命のなかで生きる意味がなくなってしまうのである。

　それでは、なぜ人は戦争をしたり憎しみ合ったりするのか。それは自己免疫疾患と重ねるとわかりやすい。同じ命なのに異物として認識してしまう命がある。突然こんな現実的な方法で説明すると、そのギャップに違和感があるが……。自己免疫疾患の治療が困難なように、同じ命のなかで起きる事象の解決は非常に難しい。
　しかし「全体の命」にすべて含まれると考えると、自然にやさしい気持ちがあふれ出てこないだろうか。そして「死の恐怖と孤独」から解放されないだろうか。
　これが幸せに生きていくための重要な骨格であり、森田正馬の一生を辿ることから学んだことである。
　ハラハラ・ドキドキした、せっかちに動き回る一瞬の連続の日々がはじまっている。紙上森田療法の終了である。

終章

森田正馬先生からの手紙

　森田先生からの手紙の前に、「森田療法的生活」を実行するためのコツを伝授したい。これは筆者が森田療法の本を少しずつ読んで実践してきた想いのようなものである。森田療法関連の本はたくさんある。すべてザーっと読んではいけない。読みあさってはいけない。それは問題集を解かないで、解答から読んでいるようなものである。もったいない。好きなもの、大事なものは少しずつ味わうべきである。

日常体験のあとに、紅葉した森田的な言葉を味わう

　さっさと行動することである。どうにもならない感情のもと、とりあえず動くのだ。じっとしている時間を少なくする。行動すると出会いがある。人との出会いだけでなく、いろんなものとの出会いがある。出会いは縁であり、次の行動を生み出す。日常を積極的に体験する。粘り強く行動し、体験を繰り返していると、森田正馬が残したたくさんの言葉を味わうことができる。森田正馬著『神経質の本態と療法』が良いと思う。そばに置く。ときどき読み直す。使徒パウロのように「目からうろこ」体験をすることができる。しかし、それを味わえるのは、あくまで動いている人だけである。

徹底的な自然科学的世界観で生きる

　自然に服従すると聞くと、いかにも他力本願のような印象を受ける人もいるかもしれない。他力も自力も含む感じでいい。「自然」という事実は、すべてを飲み込んでいる。世界は神が創造したと思う人もそうでない人も、自然には逆らえないし、そのなかで生きることを任されている。だから自然に見合った行動、生活を心がける。服従というと負けている感じがするかもしれない。「自然に見合った生活」の方がいいかもしれない。工面することや合理的生活を目標にしない。面倒がらず、丁寧に、上品に行動する。自然の美しさに負けないように。

森田療法がめざす自己治癒——治療が終わるとき

　今さらのようであるが、もう本書も最後なので、試しに森田療法を今まで繰り返し説明されてきた従来型の表現に戻してみる。たぶん、あまり違和感をもたないで読んでいただけると思う。僭越であるが、少しでも違和感がある人はもう一度、第1章から読み直してほしい。

　◎森田療法は目に見える事実を問題にし、見えないものは問題にしない
　◎言葉や観念と事実の乖離から解放するものである
　◎過去や未来でない現在に、さらには生活の場へ焦点を広げる
　◎自然な感情とともに、今、そのときの事実のなかに、自分を引き戻す

　森田療法は、自己治癒を考慮した主体的治癒を目標にする治療法である。残存している症状に焦点を合わせない。そのままでも何とかなっている事実を体得させ、内発的な体験過程を尊重する。そのために不要な介入を行ったり、過去を詮索したりしないで、現実をそのまま受容させ、内面の成熟を目標にする。不安であれば、不安であるという自然の動きを重視させ、

それに逆らうような要因を排除していくのである。コントロールできないことを制御しようとする思想の矛盾に気づく必要がある。症状はきれいに消えていくのではなく、たんに病理性を失ったまま残存するだけかもしれない。しかし、この主体的治癒（回復）こそが、治療の終結を意味するのである。

　内発的な治癒、すなわち自己治癒する傾向はとくに、不安障害の治療の終結において重要である。不安障害の症状は二次的現象であり、不安からの解放を目指す「はからい」行為である。自我が現実に適応するための試みと言い換えることもできる。
　自己治癒の形態は、病像が一定の力動的な展開をたどりながら、自己において終結する。そのために必要なことは、繰り返しになるが、視点が自己にあることである。症状が外因や心因を起点にして発現すると、視点が他者に置かれたままになることが多い。最初は他者でも、最後には自己に視点を引き戻す必要がある。

　そのためには、精神分析法のような治療契約や明確な構造化をもった精神療法では限界がある。そこに森田理論の底力が作動すると筆者は考えている。パニック症状は恐怖であるので、森田的な症状を起こるがままにしておくことは死ぬ気の勇気を要する。しかし森田の提案した「不安突入」の威力は、言葉と論理が追いつかない。

　行動して体得することが唯一の「純な心」と出会う方法である。この自己経験的な治療は、たとえば葛藤の少ないパニック障害には、その導入に時間がかかる。適応できない症例もたくさん存在する。しかし、薬物療法によって軽快したパニック症状に残存する予期不安では、それほどの決意とエネルギーを要さなくても、自己の自然な感情を受け入れられることが多い。そのために治療期間が長引いても、それは意味のあることである。

そのプロセスを経過して、治療は自ら終結することができるのである。

　他罰的、自己愛的で、未熟な性格を背景とする軽症うつ病（現代型うつ病）は、森田療法では以前より、ほぼ従来診断では、抑うつ神経症の範囲として対象としてきた。典型的な、いわゆる森田神経症者のような治癒過程は望めない。しかし考え方の基本は同じである。時間はかかるが、未熟な性格に真正面から取り組み、自ら成長していくことを促していく。治療の終結にはほど遠くても、ゴールは見えてくる。粘り強く「自己の、一人での集団生活」に挑戦すること、また実感できるまで、治療者が不問不答の姿勢で挑むことが重要と考える。むしろこのような症例こそ、森田療法的生活の実があるように思う。

森田正馬先生からの手紙

　「森田正馬先生からの手紙」とは、冒頭で紹介した母亀に宛てたはがきである。

　森田が好んで描いた色紙に「破邪顕正」がある。これは誤った見解を打ち破り、正しい見解を打ち出すという意味である。すなわち森田療法を実践し取り組む構えが、この言葉で表現されている。この言葉を森田が好んだのには、もうひとつの意味がある。

　森田が起死回生の体験をしたのが25歳。

　自宅に巣鴨病院の看護婦長をあずかって治癒させ、森田療法の基盤となる治療法に自信をもったのが45歳である。費やした20年の歳月を「破邪顕正」と称した。「迷妄のために20年の苦労をなめ、ついに一朝にして顕正となった」と森田は言った。すなわち森田療法にたどり着く過程、それ自体が森田療法の真髄であると。

　それから学位を取得するまでに5年を要した。50歳になってようやく医学博士となったのだ。「序章」で披露した母亀への手紙は、大正13年6月24日とある。これは6月23日の東京大学教授会学位審査会で承認され

た翌日に出したものである。50歳の森田がいち早く母に報告した理由は何か。それは神経症の治療法の確立は母にとっても福音だったのだ。母もまた何度か死の恐怖体験とうつ状態の既往があった。森田と母はともに不安と向き合った人生であったからである。その母であったから、まず報告したかったのであろう。2人の人生は神経質性格の陶冶であったと言える。

　64歳で没するまでの10年間は病床にあった。しかしその間に森田は6冊の著書と数十の論文を生み出した。この凄まじいエネルギーの背景に何があったのだろうか。その謎を解こう。森田は著書のなかで淡々と神経症について述べている。実際どうであろう。森田正馬は知っていた。神経症の心身両面にわたる症状が、健常者の想像を絶する苦しみであることを。

　だから、森田が到達した治療法が「体得」であることにある責任を感じていた。この厳しい症状のなか治療を実践していくには、ある程度の言葉による導入が必要であることを十分知っている。だから膨大な文章、言葉を病床で残したのである。神経質症の症状を取ることができないことを知っている森田は、「このままでいいんだ」、「なおさなくていいんだ」と当事者にとって福音となる言葉を送った。そして6冊の本を通じて何を説いたか。

　森田は「恐怖突入」するためには「死の覚悟」に匹敵する構えが必要であることを知っていた。そのことを理解し、構えをつくる「きっかけ」になるような言葉を命がけで探し、表現しようとしたのである。1938年（昭和13年）4月5日、京都で開催された精神神経学会において、森田と高良に課せられた宿題「神経質の問題」の講演を高良が行った。その模様を病床の森田に報告したところ、「かかる嬉しき知らせを聞き、弟子に囲まれて死ぬのは大往生」と言われた。同月12日に逝去された。最期まで言葉で理解し実行する森田療法を追求したのである。やっと「不安」の退治を終了した瞬間だったのかもしれない。その勝利は大いなる福音となって100年を超えた今もなお、私たちの心に満ち満ちている。

あとがき

　本書を執筆するにあたり、最初に「序章」と「終章」と「あとがき」を書いた。森田療法に対する思いが、あまりにも強すぎるためである。これは自慢できないことで、武士道にも大いに反する。このはやる思いをどのように収めましょう。

　実を言うと、「序章」の文章ばかり思いついて、なかなか本題に入っていけなかった。森田を言葉で語ることが「もったいない」と思っていたからである。それは森田関連図書についても同じで、ザーっと読むなどもったいなく、ゆっくりと読もうと考えてしまう。おいしいものは後から食べよう精神である。しかし、後から読もうと思う間に時間も経ち、たくさんの森田関連図書を持ったまま、あまり読んでいないのである。そんな筆者であるので、はたして読むに値する本ができたか不安である。とはいえ本書は、自己満足のためにつくった本ではない。教授退任記念として執筆したのでもない。自分の体験、臨床経験を通して、森田を「言葉で理解する」ことに挑戦したのだ。

　第1章に神経症者の心を表した詩を載せた。最後もまた詩だ。

　「自分が痛い」
　完全でありたいのに「自分が痛く」前に進めない。
　完全が邪魔して、「自分が痛く」てしかたがない。

　「なりきる」
　この言葉は完全主義者には有り難い言葉だ。
　自分の性格を生かせるからだ。

あとがき

「言葉を生むこころ」
神経症者は「自分のはからい」のため
相手を思いやる心が弱くなっている。

「死の恐怖と孤独の恐怖」
生への執着が強いので気がつきにくい。
それは「死の恐怖と孤独の恐怖」という普遍的かつ究極のテーマを考えていないからだ。

不安はなくならないが、命は平穏で、永遠であると感じる。

*　　　*　　　*

本書の発刊にあたり多くの方々の御協力、御指導を賜りました。とくに森田俊喜先生のご子息である雅範氏の奥様の森田敬子様には資料の提供のみならず、常に励ましのパワーをいただきました。森田秀俊先生の奥様である貞子様からも貴重な資料をお借りいたしました。また、発行元の白揚社からは全面的な協力を得ました。この場を借りて心より感謝申し上げます。

参考文献

〈序章〉
『聖書』(新共同訳　日本聖書協会)

〈第2章〉
中山和彦「不安と向き合う」(「こころの科学」2006;128:16-21)

〈第3章〉
中山和彦「森田療法の源流を、その成立過程から探る」(「日本森田療法学会雑誌」2008;19(1):19-25)

〈第4章〉
野村章恒『森田正馬評伝』(白揚社　1974)

〈第5章〉
中山和彦・忽滑谷和孝・小野和哉「森田療法を生み出した時代とその臨床的背景を探る　森田療法の成立に先立つ「祈祷性精神症(病)」研究の意義」(「臨床精神医学」2009;38(3):327-34)

中山和彦「ドイツ医学とイギリス医学の対立が生んだ森田療法　森田理論をその源流から探る」(「精神神経学雑誌」2008;110(8)698-705)

中山和彦「森田療法の成立に先立つ『祈祷性精神症(病)』研究の意義」(「日本森田療法学会雑誌」2008;19(2):157-68)

中山和彦「森田療法の成立に関わった人　井上円了について」(「日本森田療法学会雑誌」2001;12:165-170)

中山和彦「森田理論から森田療法へ　中村古峡の果たした役割」(「日本森田療法学会雑誌」2002;13:169-177)

中山和彦「中村古峡について」(「日本森田療法学会雑誌」2003;14:25-28)

中山和彦「森田療法の成立に関わった人　佐藤政治について」(「日本森田療法学会雑誌」2002；13：106-108)

松田誠『高木兼寛の医学』Ⅰ～Ⅳ（東京慈恵会医科大学　1986-2005)

松田誠「脚気病原因の研究史：ビタミン欠乏症が発見、認定されるまで」(「慈恵医大誌」2006；121：141-157)

東京慈恵会医科大学創立85年記念事業委員会『高木兼寛伝』（中央公論事業出版　1965)

東京慈恵会医科大学百年史編集委員会『東京慈恵会医科大学百年史』（文栄社　1980)

牛島定信「丸井清泰：森田正馬論争」(「日本精神神経学会・百年史」2003；625-626)

森田正馬『精神療法講義』（復刻版　白揚社　1983)

野村章恒『森田正馬評伝』（白揚社　1974)

高良武久ほか編『森田正馬全集』第1巻（白揚社　1974)

井上円了『心理療法』（復刻　続群書類従完成会　1988)

井上円了『心理摘要』（哲学書院　1887)

中村古峡編『変態心理講話集』（三秀社　1918)

〈第6章〉

中山和彦「森田理論から森田療法へ　中村古峡の果たした役割」(「日本森田療法学会雑誌」2002；13：169-177)

中山和彦「森田療法の成立に関わった人　井上円了について」(「日本森田療法学会雑誌」2001；12：165-170)

中山和彦「女性の不安と森田療法」(「女性心身医学会雑誌」2009；14(1)：72-5)

中山和彦「高木兼寛と森田正馬　イギリス医学の源流を東京慈恵会成立過程から探る－不治の病「脚気」が導き出した不安の時代－」(「慈恵医大誌」2009；124：305-14)

中山和彦「井上円了と森田正馬」(「東洋大学井上円了センター年報」2012；21：178-202)

野村章恒『森田正馬評伝』（白揚社　1974)

森田正馬『神経質及神経衰弱の療法』（日本精神医学会　1921）pp. 478-486
森田正馬『精神療法講義』（復刻版　白揚社　1983）
高良武久ほか編『森田正馬全集』第1巻〜第8巻（白揚社　1974）
「晩年の中也」（2000年2月6日付朝日新聞「ほのぼの民謡」）
中村民男『中村古峡』（中村病院　1983）
中村古峡『殻』（青陽堂　1913）
中村古峡『変態心理学講義』（日本変態心理学会　1923）
中村古峡『神経衰弱はどうすれば全治するか』（主婦の友社　1930）
中村古峡『ヒステリーの療法』（主婦の友社　1932）
中村古峡『神経衰弱と強迫観念の全治者体験録』（主婦の友社　1933）
中村古峡『作業療法の指導とその治療的効果』（日本精神医学会　1949）
福島章ほか編『臨床心理学大系』（金子書房　1990）
三聖病院・三省会編『人生に随順して　宇佐玄雄博士追悼録』（三聖病院・三省会　1957）
寺田和子『気骨の女　森田正馬と女子体育教育に賭けた藤村トヨ』（白揚社　1997）

〈第7章〉
佐藤隆信『新潮日本文学アルバム　中原中也』（新潮社　1985）
中原中也記念館所蔵資料
中原中也『新編　中原中也全集』第1巻（角川学芸出版　2000）
高橋新吉『ダダイスト新吉の詩』（辻潤編　日本図書センター　2003）
高橋新吉『高橋新吉詩集』（思潮社　1985）
高橋新吉『高橋新吉の禅の詩とエッセイ』（講談社　1973）
河上徹太郎『日本のアウトサイダー』（新潮社　1965）
中山和彦・小野和哉「憑依・祈祷性精神症（病）・非定型精神病の系譜　カタトニアの世界へ」（「精神医学史研究」2011；15（2）：49-56）

〈第9章〉
新渡戸稲造『武士道』（岬龍一郎訳　PHP文庫　2005）

出典一覧

本書の図版は、以下の方々のご厚意により掲載許可をいただきました。心より感謝いたします（敬称略）。

図 1-1　三島森田病院
図 6-1 〜 4、6-6 〜 7　医療法人グリーンエミネンス　中村古峡記念病院
図 6-8 〜 12　東洋大学　井上円了記念博物館
図 6-13　絵金蔵
図 6-17 〜 19、6-21　三聖病院　宇佐晋一
図 6-20、6-22　公益財団法人復康会
図 6-5、7-1 〜 4　中原中也記念館
図 7-5　高橋喜久子

著者略歴

中山和彦（なかやま　かずひこ）
愛媛県宇和島市生まれ。1977年、東京慈恵会医科大学卒業。1996年、ロンドン大学精神医学研究所客員教授。2001年、中華人民共和国大連医科大学客員教授。2003年、京都府立医科大学客員教授。2004年、東京慈恵会医科大学精神医学講座主任教授。専門は精神薬理学、非定型精神病、てんかん学、森田療法。
主な著書に、『向精神薬の科学』（星和書店　1992）、『抗うつ薬の科学』（星和書店　1995）、『特定不能な精神疾患』、『非定型精神病　治療別症例集』（ともに星和書店　1997）、『中高年のうつ』（大泉書店　2003）、『図解　よくわかる大人の発達障害』（共著　ナツメ社　2010）、『てんかんの生活指導ノート』（共著　金剛出版　2014）などがある。

言葉で理解する森田療法
（ことばでりかいするもりたりょうほう）

2014年11月20日　第1版第1刷発行

著　　者　中山和彦（なかやまかずひこ）
発 行 者　中村　浩
発 行 所　株式会社 白揚社
　　　　　〒101-0062　東京都千代田区神田駿河台1-7
　　　　　電話　03-5281-9772　振替　00130-1-25400
装　　幀　岩崎寿文
印刷・製本　中央精版印刷株式会社

ISBN 978-4-8269-7158-4